岡　山　文　庫
331

岡山の種痘
〜近世・近代の感染症との闘い〜

木下　浩　　松村　紀明

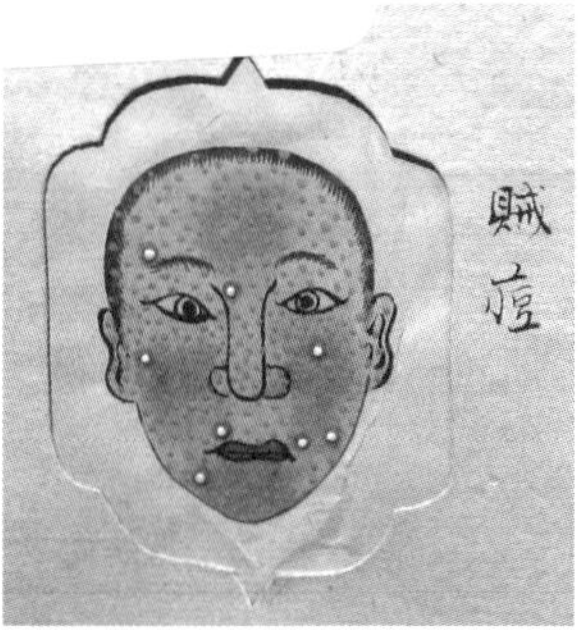

日本文教出版株式会社

岡山文庫・刊行のことば

岡山県は古く大和や北九州とともに、吉備の国として二千年の歴史をもち、遠くはるかな歴史の曙から、私たちの祖先の奮励とそして私たちの努力とによって、現在の強力な産業県へと飛躍的な発展を遂げております。

小社は創立十五周年にあたる昭和三十八年、このような歴史と発展をもつ古くして新しい岡山県のすべてを、〝岡山文庫〟（会員頒布）として逐次刊行する企画を樹て、翌三十九年から刊行を開始いたしました。

以来、県内各方面の学究、実践活動家の協力を得て、岡山県の自然と文化のあらゆる分野の様々な主題と取り組んで刊行を進めております。

郷土生活の裡に営々と築かれた文化は、近年、急速な近代化の波をうけて変貌を余儀なくされていますが、このような時代であればこそ、私たちは郷土認識の確かな視座が必要なのだと思います。

岡山文庫は、各巻ではテーマ別、全巻を通すと、壮大な岡山県のすべてにわたる百科事典の構想をもち、その約50％を写真と図版にあてるよう留意し、岡山県の全体像を立体的にとらえる、ユニークな郷土事典をめざしています。

岡山県人のみならず、地方文化に興味をお寄せの方々の良き伴侶とならんことを請い願う次第です。

はじめに

令和2年（2020）に日本での流行が始まった新型コロナウイルス感染症（Covid-19）は、日本人が忘れかけていた感染症のパンデミックを改めて思い起こさせた。感染症による死亡者数がガン・心臓病・脳梗塞による死亡者数よりも多かった昭和20年代半ばまで、多くの日本人はさまざまな感染症（伝染病）に悩まされた。赤痢《せきり》・コレラ・腸チフス、昨日まで元気だった人が突然死に至ることも多かった。そういった感染症が蔓延《まんえん》する世の中で、人類が唯一撲滅できたのが天然痘《てんねんとう》である。

昭和55年（1980）、世界保健機関（WHO）は天然痘の根絶を宣言した。人類初、そして唯一の感染症の根絶に寄与したのが種痘であり、ある年齢から上の人々の腕には種痘痕がある。

牛痘種痘《ぎゅうとうしゅとう》という世界最初のワクチンが日本で広まっていったのが嘉永2年（1849）、そこから日本人の腕に接種され続け、日本から天然痘が消えた。その牛痘種痘に携わった人々の記録が本書である。ここでは、岡山への牛痘伝来から種痘禍まで、岡山県にかかわる牛痘種痘の歴史について取り上げ、もちろん良いことばかりではないことも含めて、先人たちの努力を振り返ってみたい。本書を手に取っていただいた方に、当時の人々を苦しめていた天然痘がどのように封じ込められていったか、それを知っていただくことが、今後も予測される第二、第三の感染症によるパンデミックへの理解のヒントになることを期待したい。

木下浩　松村紀明

目　次

執筆分担
第1章～第5章 木下浩
第6章～第8章 松村紀明

表紙 『種痘伝習録』
扉 「痘瘡唇舌図」

第1章　伝染病と天然痘《てんねんとう》

(1) 伝染病（感染症）とは

伝染病とは細菌やウイルス、寄生虫などの感染性の病原体が体に侵入して引き起こされる病気のことで、現在では感染症と呼ばれる。例えばコレラ・赤痢《せきり》・腸チフス・マラリア・猩紅熱《しょうこうねつ》・ジフテリア・発疹《はっしん》チフス・日本脳炎《のうえん》・ペスト・麻疹《ましん》（はしか）・インフルエンザ、こういった病気が感染症に分類される。新型コロナウイルス感染症（Covid-19）も伝染病である。

有史から日本はもちろん、世界中で伝染病は発生し、人類を悩ませてきた。よく知られているものでは、14世紀にヨーロッパに壊滅的被害をもたらせた黒死病《こくしびょう》と呼ばれたペスト、19世紀に世界的に流行したコレラ、第一次世界大戦中の大正7年（1918）に発生し、最大の推計では世界で5億人の感染者と5千万人の死亡者を出したとされるスペインインフルエンザ（スペイン風邪）など世界的な流行（パンデミック）もあれば、これから述べる、当時の社会に蔓延《まんえん》し、根付いてしまった江戸時代の天然痘（疱瘡《ほうそう》）や麻疹、梅毒《ばいどく》などもある。

伝染病を「急性伝染病」と「慢性伝染病」に分けることもある。急性伝染病は、感染し発病すると進行が急激な伝染病であり、罹患《りかん》すると重篤な場合、短い期間で死に至る。コレラや麻疹、赤痢やインフルエンザなどがこれに当たる。一方、慢性伝染病は症状の発現や経過が緩慢《かんまん》な伝染病で、結核《けっかく》や梅毒、ハンセン病などがこれに当たる。

これらの伝染病は現在では全て病原体が発見されている。原因となる細菌やウイルスは電子顕微鏡などで発見され、解明されて、有効な治療方法が編み出された。新型コロナウイルスでさえもこれだけの短期間でワクチンが作られた。しかし、それでも世界から撲滅された伝染病は天然痘だけである。まだ伝染病と人類との戦いは終わらないのである。

(2) 江戸時代の伝染病

江戸時代、日本ではいろいろな伝染病によって、多くの人々の命が奪われた。

慢性伝染病では梅毒や肺結核、そしてハンセン病が蔓延していた。特に肺結核は明治になっても流行が続き、亡国病と呼ばれて、多くの若者が亡くなっていった。

急性伝染病では、赤痢や腸チフスが江戸時代を通じて蔓延していた。特に赤痢は江戸中期に爆発的な流行を繰り返した。赤痢は飢饉《ききん》とつながりが深く、人々の栄養状態が悪くなると抵抗力も弱まり、感染が拡大していった。

文政5年（1822）日本で初めて流行したコレラ(虎列剌)は、安政5年(1858)に大流行した。江戸や大坂をはじめ、日本全土で多くの死者を出した。コレラは明治になっても大流行を繰り返した。

麻疹もまた流行を繰り返し、「疱瘡《ほうそう》は見

目さだめ、はしかは命さだめ」と言われて、多くの子どもたちが命を失った。麻疹は一度罹患すると二度と罹《かか》らないことが経験則で理解されていた。だから、一度流行するとしばらく沈静するが、免疫を持った子がいなくなると再び流行するということを繰り返していた。

インフルエンザもしばしば流行を繰り返した。当時はまだインフルエンザという呼び名がなく、例えば天明4年（1784）頃の流行は、この病気に罹って死亡した力士の名前をとって「谷風《たにかぜ》」と呼ばれた。享和2年（1802）頃の流行は、この年に八百屋お七《しち》の小唄が流行ったので「お七風」と呼ばれた。このインフルエンザの流行もまた、当時の人々の栄養状態によって多くの死者を出したのである。

（3）岡山の伝染病

このように伝染病は全国的に流行や蔓延を繰り返しており、もちろん岡山も例外なく、その流行の中に組み込まれていた。しかし、全国的な伝染病だけでなく、岡山県内の限定的な地域にだけ起こる伝染病も流行していた。

①安政5年（1858）のコレラ

既に述べたが、日本で2回目の全国的な大流行となった安政5年のコレラ（虎列刺）は、岡山にも大きな被害を出した。

コレラはコレラ菌によって引き起こされる伝染病で、感染経路は主にコレラ菌に汚染された飲料水からの感染である。激しい下痢や嘔吐《おうと》、痙攣《けいれん》などが症状で、高い死亡率とともに、当時は感染後すぐに死亡することも多かったので、「コロリ」「三日コロリ」「虎列刺」などと呼ばれた。明治17年（1884）にコッホによってコレラ菌が発見されるまでその原因は不明であった。

江戸時代の岡山の惣年寄役《そうどしよりやく》の国冨家が残した文書の中にこのときのコレラ流行の記録が残されている。6月に長崎で始まった流行が、岡山には8月中旬に蔓延し、劇烈の病気が流行したことや9月2日～10月8日の病死人数、さらにはコレラに効くとされる芳香散という薬の処方や服用方法などが記されている。また、コレラを防ぐための方法として、身体を冷やさず、腹に木綿を巻き、大酒や大食いを慎むことなども記されている。しかし、そういった薬や予防法もコレラの流行には無力で、大勢の人々が亡くなっていった。岡山の一部の地域の死亡者数が記載されている。それには、

九月二日ヨリ十月八日迄
病死人書上

西大寺町組	拾三人	外病気之分
	拾壱人	流行病之分
上之町組	八人	外病気之分
		流行病之分
橋本町組	廿壱人	外病気之分
	拾四人	流行病之分

川崎町組　九人　外病気之分
　十五人　流行病之分
紙屋町組　十三人　外病気之分
　四十壱年流行病之分
船着町組　六人　外病気之分
　六十弐人流行病ノ分
〆弐百三十六人
内　七拾人　外病気之分
　百六十六人　流行病之分

と記されている。現在の岡山市中区あたりの限定的な数値ではあるが、これを見るだけでも当時のコレラの流行の様子がよくわかる。9～10月の約1カ月で他の病気での死亡が70人に対し、コレラでの死亡が166人とあり、コレラが他の病気の倍以上の死者を出している。またこの地域だけで一日あたり5人以上のコレラ感染による死者を出していることにもなる。まさに江戸末期の岡山をコレラは直撃したのである。

10月ごろにはコレラは終息したと考えられるが、翌安政6年にも再び流行し、神仏に祈祷したことなどが同じ文書から読み取れる。当時の医療では、人々はコレラに対してなすすべがなかったと言えよう。

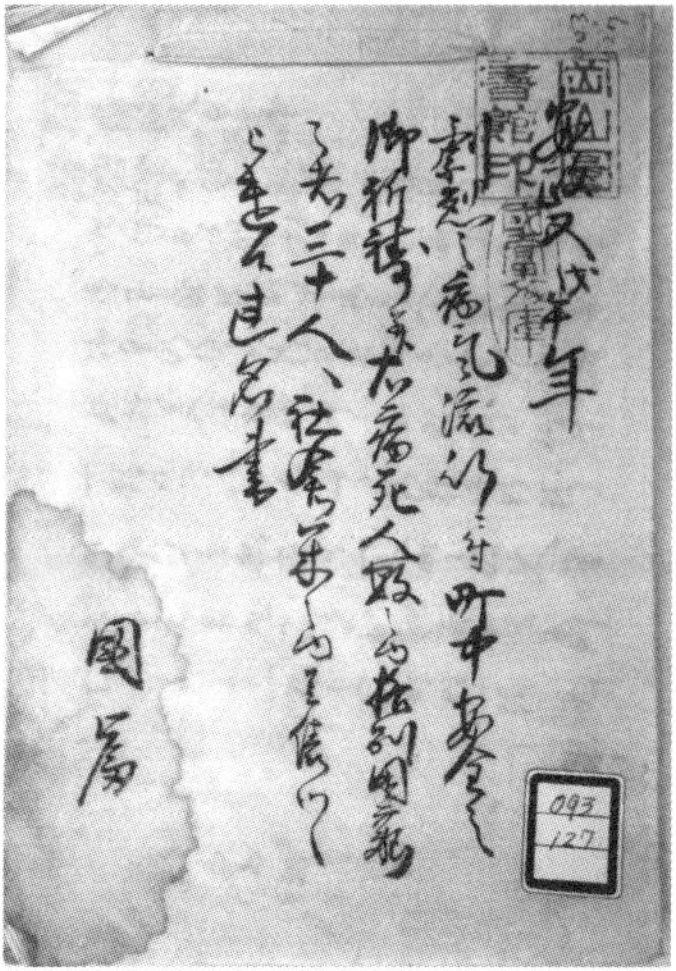

「劇烈之病気流行ニ付」（岡山市立中央図書館蔵）

岡山城下で９月２日～10月８日の１カ月間で166人の死者を出したコレラ流行の記録。

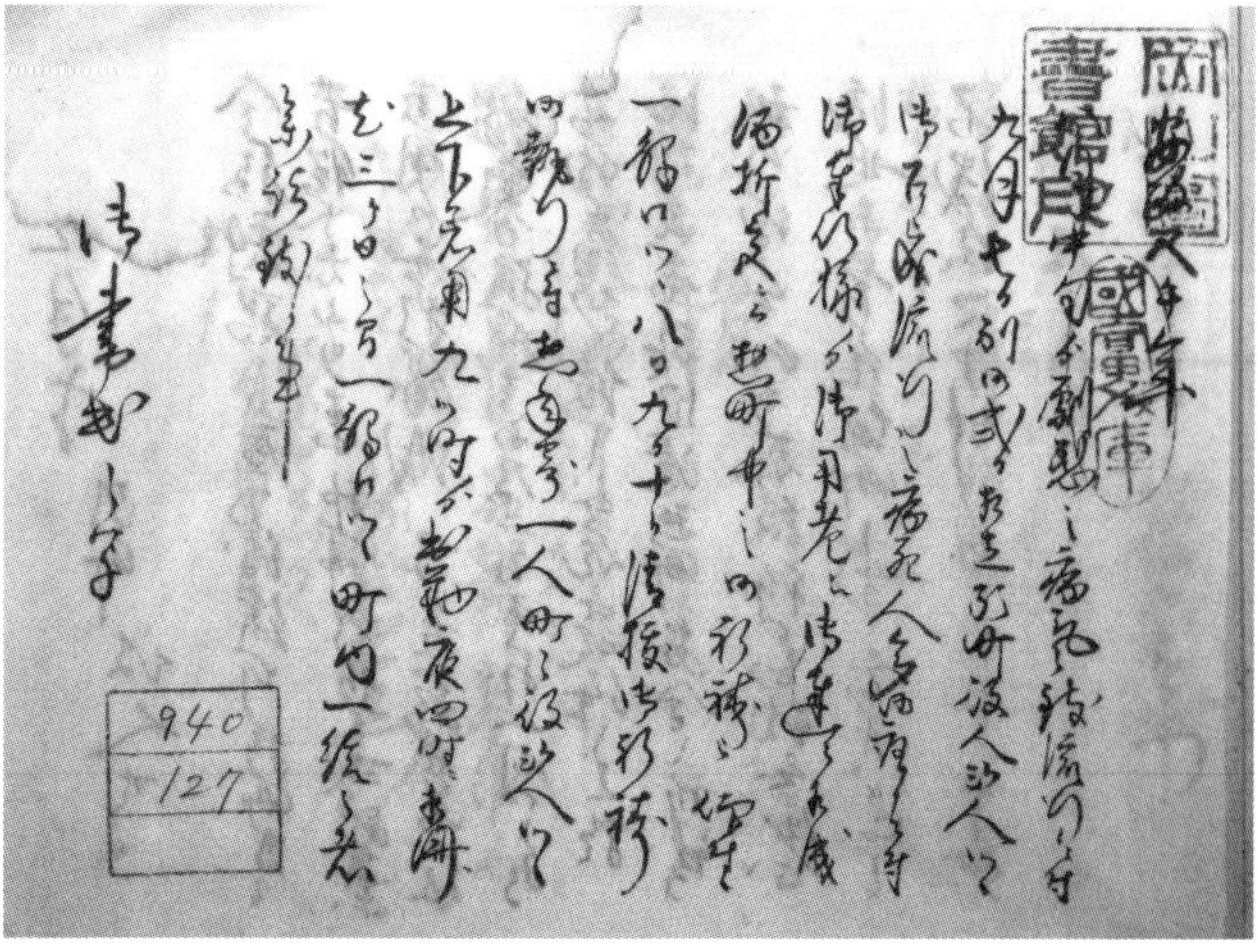

「劇烈之病気流行ニ付」（岡山市立中央図書館蔵）

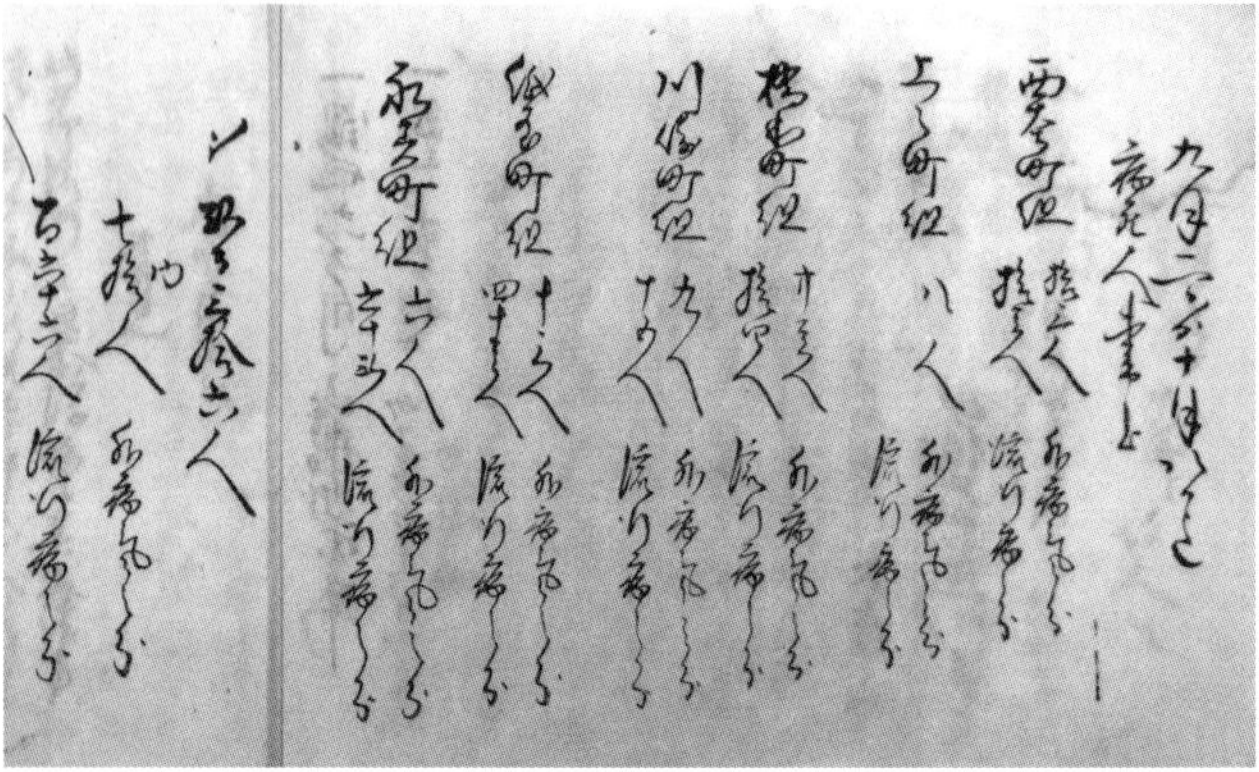

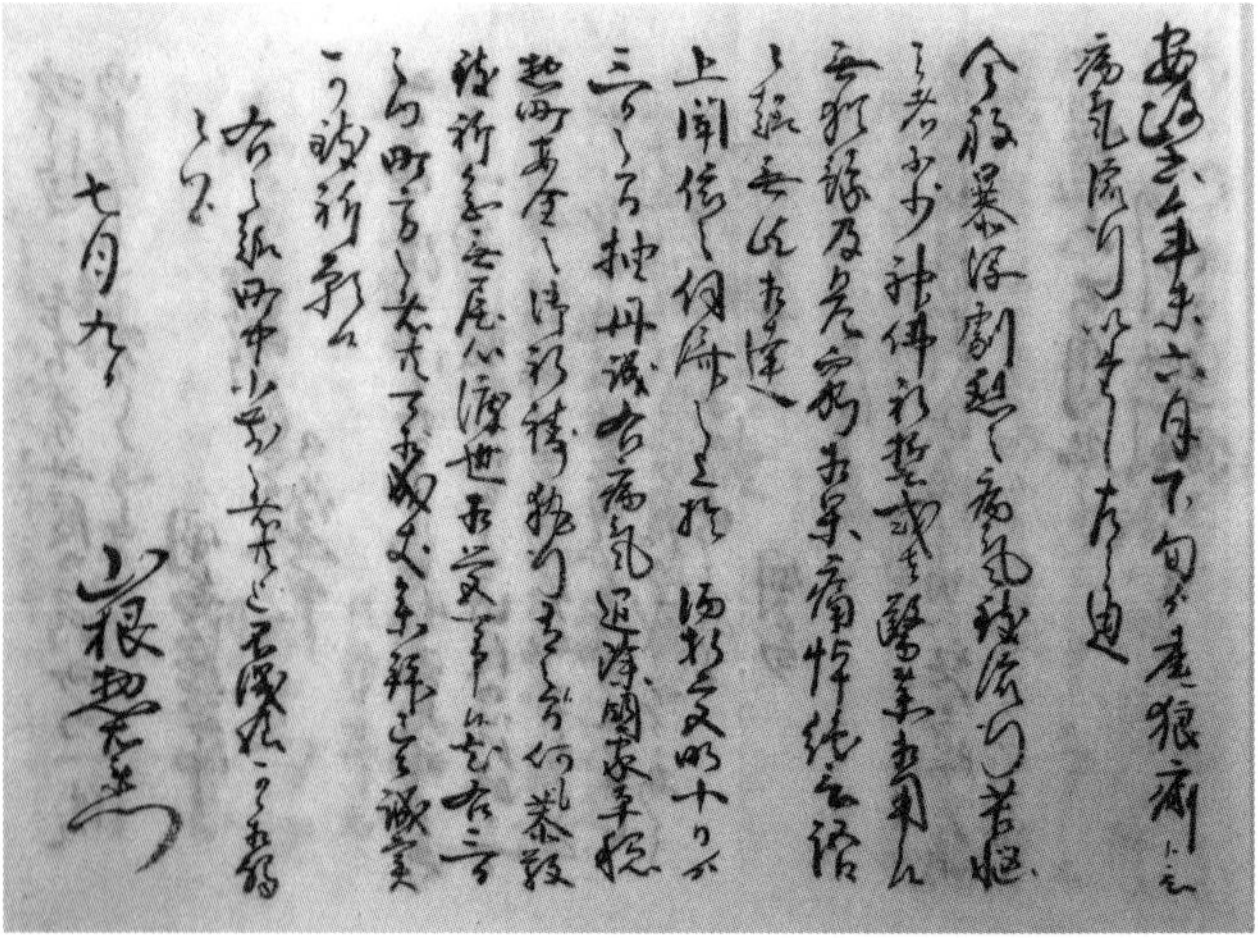

「劇烈之病気流行ニ付」（岡山市立中央図書館蔵）

②肝臓ジストマ（肝吸虫症）

江戸時代から明治時代にかけて、岡山では細菌やウイルスが病原となる伝染病だけでなく、寄生虫が病原となる伝染病も蔓延していた。その代表格が岡山県南を中心に広がっていた肝臓ジストマ（肝吸虫症）である。

伝染病のなかでも局地的に発生し流行している、その地方特有の病気を風土病、または地方病と呼ぶ。その多くは、特定の地域に棲息する寄生虫や宿主などが原因で引き起こされ、岡山でも近代になってからも肝臓ジストマや肺ジストマ、眠り病（日本脳炎）などが風土病として流行していた。

肝臓ジストマは、肝吸虫と呼ばれる体長15ミリメートルほどの寄生虫が人体、主に肝臓に寄生することによって発症する伝染病で、現在では肝吸虫症と呼ぶ。肝吸虫が第一中間宿主のマメタニシ、第二中間宿主のコイやフナを介して、終宿主のヒトに寄生する。発症すると、腹水がたまることによる腹部膨満《ぼうまん》、黄疸《おうだん》、下痢、栄養障害、鼻や歯ぐきからの出血などを引き起こし、最悪の場合死に至る病で、江戸後期から明治にかけて岡山県南は肝臓ジストマの日本最大の流行地の一つであった。

肝臓ジストマについて江戸期の記録は確認できていないが、明治期の記録は比較的残されている。

例えば、明治43年（1910）の児島・

都窪両郡（当時）の徴兵検査の検便によると、児島郡で肝吸虫の有卵率は15％、都窪郡では31％の割合で成人男性が肝吸虫に感染していた。

同じく、明治19年（1886）の岡山県地方病取調委員における調査では、ある県南の村で人口1072名中患者数が681名、感染率は63・5％、その村の学童の一割は青い顔色をして、腹が脹れ、胃腸障害を起こし、休学する児童も多かったという。

また、県南の別のある村では、明治20年（1887）から明治24年（1891）の4年3カ月の間の死亡原因が報告されている。それによると、全死亡者253名中、51名が肝臓ジストマによる死亡で死亡原因の第1位、全死亡者中の20％を占め、5人に1人が肝臓ジストマで亡くなっている。死亡原因の2位は19名の肺結核、3位が17名の中風で、肝臓ジストマが2位3位を大きく引き離している。ちなみに赤痢も10名、コレラでも5名が亡くなっている。

このように肝臓ジストマが死亡原因の上位を占める傾向は江戸期も変わらなかったと考えられるので、昔から流行していた伝染病だと言える。

やがて肝臓ジストマは、肝吸虫の発育史の解明による中間宿主の減少や水道の普及などで急速に感染者が減少していった。そして昭和初期には発症者がいなくなり、岡山県では撲滅された病気として、人々の記憶から消えていった。

同じように肺吸虫によって引き起こされる肺ジストマや日本住血吸虫《じゅうけつきゅうちゅう》によって引き起こされる日本住血吸虫症も、かつては岡山で広がっていた伝染病であるが、医療の発達や公衆衛生の整備によって県内では撲滅されていった。

③明治12年（1879）のコレラ

幕末の安政5年に流行したコレラは、その後も流行を繰り返した。

明治10年（1877）には、西南戦争に従軍した兵隊たちによって全国に拡大した。その後も明治12年・15年・19年・23年と多数の死者を出していった。その中でも岡山で最大の被害を出したのが、明治12年の流行である。

明治12年3月、愛媛県で突然発生したコレラは、愛媛県内で流行したのち、大分県へと伝播した。そこから九州一円に広がり東上すると、5月には西日本一帯、7月には東北地方にまで及んだ。

岡山県の最初の患者は5月28日、当時の浅口郡で発症し、死者も出た。流行の兆しが見えると、県は貧しい人々に消毒薬である石炭酸（フェノール）を配ったり、岡山県病院でコレラ対策会議を開いたりしたが、瀬戸内沿岸の郡部を中心に一気に感染が拡大していった。8月上旬が感染のピークとなったが、その後は急速に感染が減少し、11月初旬が最後の患者となった。実質5カ月の間に岡山県内で約

9千人の患者と4千9百人の死者を出した。一年間のコレラの死者としてはこの明治12年が最大の死者数である。

コレラ菌が発見されていない明治12年において、主たるコレラ対策は消毒しかなかった。人々は石炭酸で消毒したり、患者の肥溜《こえだ》めを石灰で消毒したりした。また生ものなど食事を制限するなどもしたが、一方で正確な予防知識がないため、患者の汚れた衣服を川で洗濯したことにより、その下流域でその川の水を使った人が感染したりするケースもあった。

明治10年（1877）の「虎列刺病予防法心得」（内務省達）などにより、明治12年にはコレラなどに感染した人々を隔離する避病院《ひびょういん》が岡山県内にも設置されていた。人々はコレラ感染が発覚したら、避病院に入院を勧められた。しかし、当時の人々は避病院に入れられると生きて帰って来られない、生き胆を取られる、睾丸《こうがん》を取られるなどという風評を信じ、入院を嫌がった。そのため、感染して症状が出ていても患者は家族によって隠され、その結果感染を広めることにもつながった。

またコレラに感染しても、当時の医療レベルではなす術《すべ》がなく、医療を担う医師さえも感染していった。そのため人々は、感染後の無力な医療ではなく、感染しないように予防に重点を置いて、神仏への信仰を厚くした。明治12年にコレラ予防として信仰を集めたのは木野山《きのやま》神社である。

この時代は、「虎列刺」の虎は狼には負けるとして、オオカミを祀った木野山神社が霊験ありとされ、高梁市の木野山神社が県内各地に分祀《ぶんし》された。時には木野山様の神輿《みこし》が市中にかつぎまわされるなどして混乱が激しいので、木野山様をかついで市中を回ることを岡山県が禁止している。このコレラ流行における木野山信仰は、人々が半ば諦《あきら》めて、ワラにもすがる思いで神頼みというよりも、予防治療の一環として、市井の人々が明確な意図を持って積極的に木野山信仰を選択していった結果だといえる。

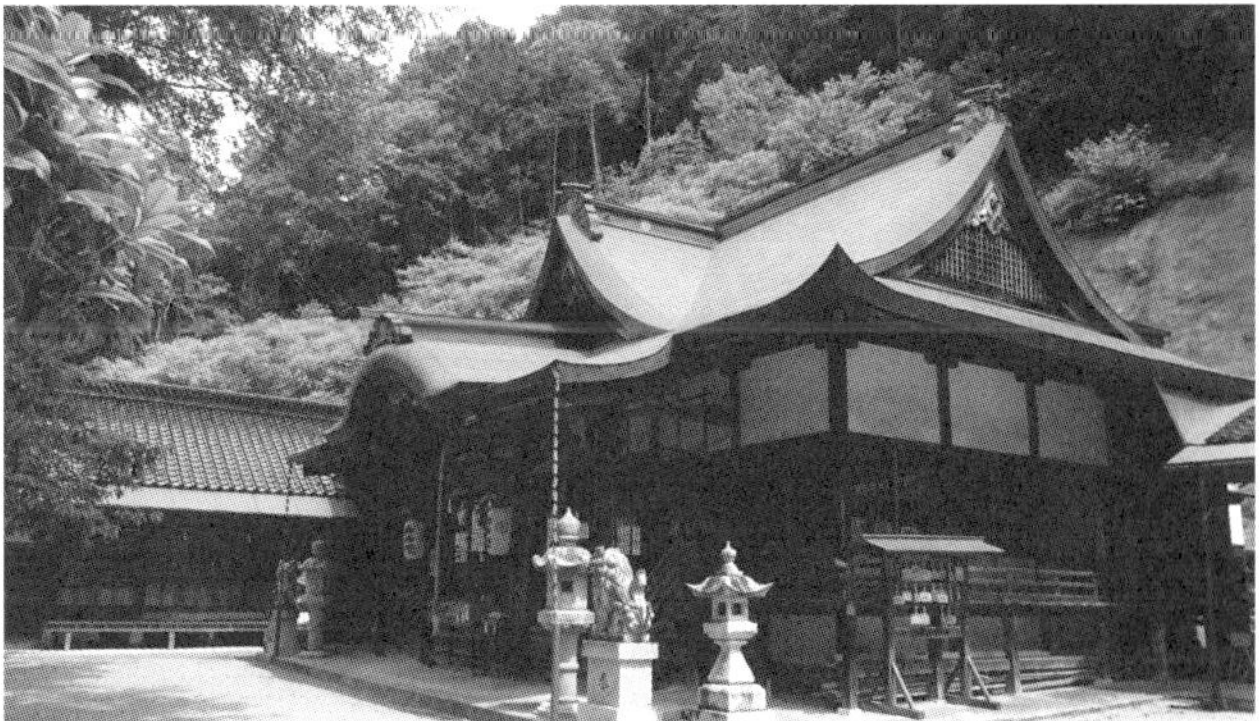

木野山神社（高梁市）

オオカミ様と呼ばれる木野山神社のお札
（里庄町平井）

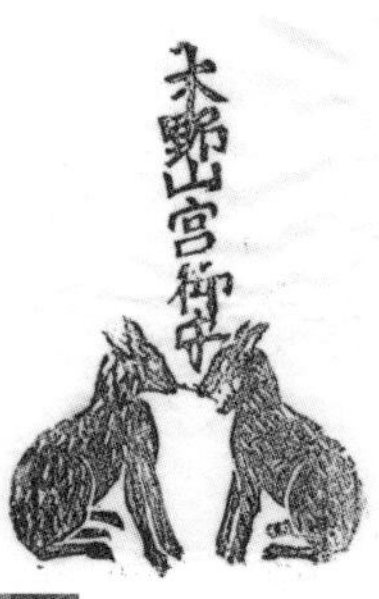

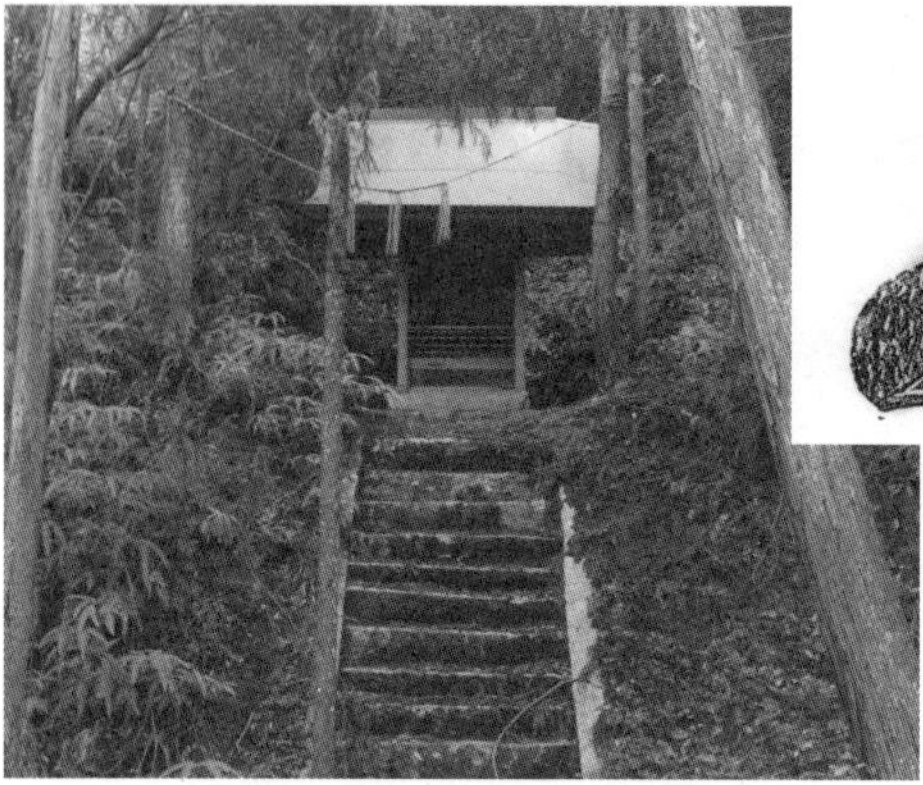

木野山神社（里庄町平井）

コレラの流行によって勧請された木野山神社の例

（4）天然痘（痘瘡《とうそう》・疱瘡《ほうそう》）とは

江戸時代はもちろん、はるか古代から流行してきた伝染病が天然痘である。古くは痘瘡や疱瘡などと呼ばれ、記録に残る最初の流行は奈良時代の天平7年（735）、2年後の天平9年に再び流行し、聖武天皇の后、光明皇后の兄の藤原4兄弟が亡くなったことで有名である。この後も流行を繰り返しては多数の死者を出した。最初は30年周期で流行を繰り返していたと思われるが、次第にその周期が短縮されていき、最後は常にどこかの地で流行を繰り返すようになっていった。

天然痘は天然痘ウイルスによって引き起こされる伝染病で、病原となる天然痘ウイルスが発見されるには電子顕微鏡の登場を待たないといけなかった。死亡率はおよそ30％。特に乳幼児・小児の死亡率が高いとされた。しかし、何とか天然痘から生き延びたとしても、そこに待っていたのは重篤な後遺症であった。

天然痘に罹患し、回復しても顔面や手足には生涯消えない痘痕《あばた》が残った。江戸時代に日本へ来た医師のポンペは、世界中で日本ほど痘痕がある人の多い国は見たことがないと『日本滞在見聞記』の中で記録している。その他に四肢の機能障害や視力障害、つまり失明があった。天然痘はしばしば眼症を起こし、それが失明につながった。当時の日本人は失明者が多かったとされているが、その最大の原因が天然痘であった。独眼竜《どくがんりゅう》と呼ばれた伊達政宗《だてまさむね》は右目の視力を天然痘で失っている。

失明は、明治政府にとって非常に大きな問題であった。視力を失った者は徴兵《ちょうへい》できず兵隊になれない、つまり日本軍の存亡《そんぼう》にかかわる重大事項なのである。そのため明治政府は、天然痘だけでなく、トラコーマ（伝染性慢性結膜炎）の予防など、眼病対策に力を入れざるをえなかった。

天然痘は死亡率も高く、運よく生還できたとしても、失明などの後遺症によってその子の人生に深刻な影響を及ぼす恐ろしい伝染病であったのである。

「痘瘡唇舌《しんぜつ》図」（20頁参照）は江戸時代

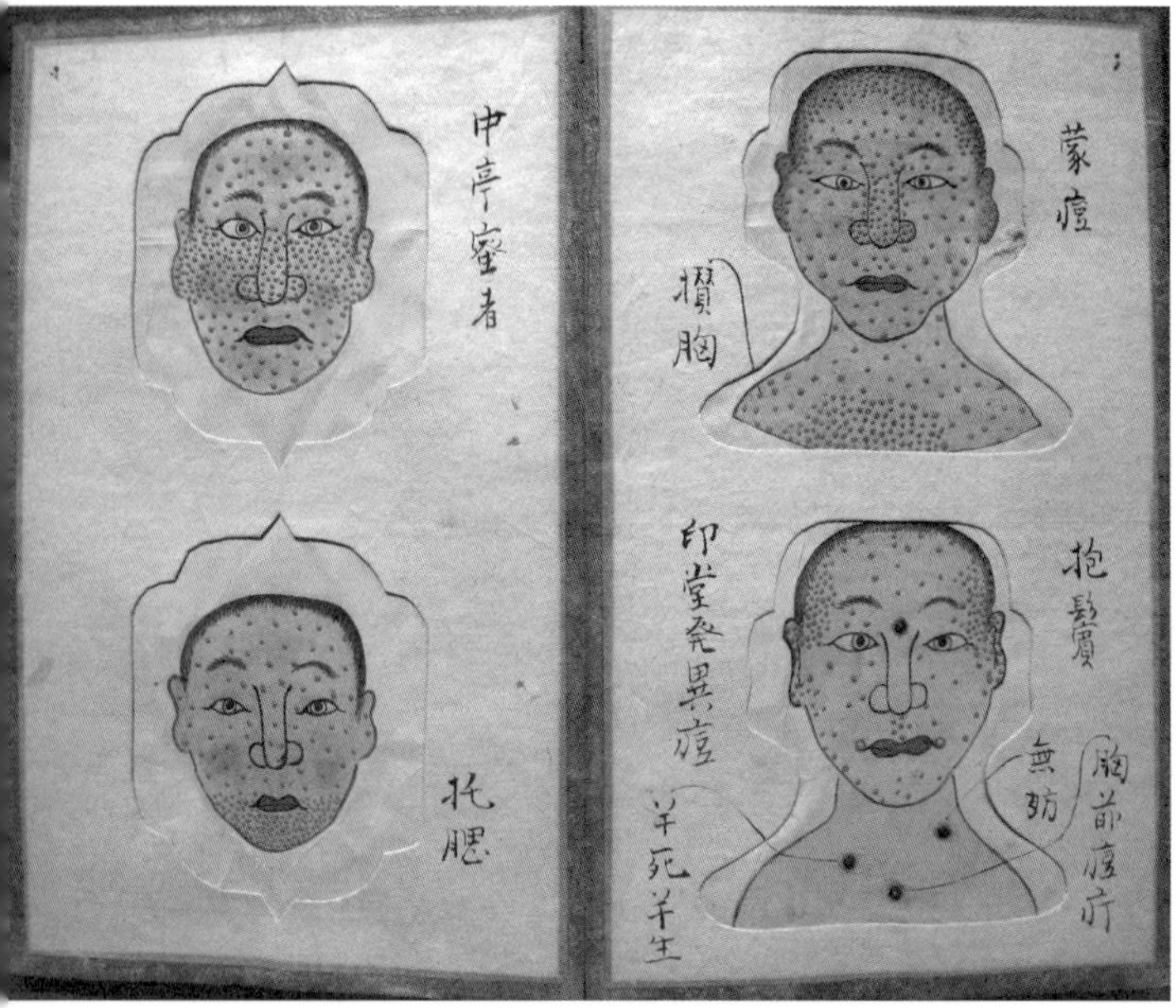

「痘瘡唇舌図」（岡山大学医学部医学資料室蔵）

顔にはこんな症状が出る、末期はこんな症状になる、あるいは舌や唇がこんなふうに変化していくというようなことをより現実感を持たせるために凸凹をつけて作られている。

後期に描かれた絵で、天然痘に罹患した男の顔が描かれた絵に実際に凸凹をつけて、リアルに浮き出たせている。江戸時代後期にはこうしたものが作られるほど天然痘は蔓延していた。

(5)天然痘流行の歴史

天然痘ははるか昔からあった病気で、紀元前1157年のエジプトのラムセス5世のミイラの顔に天然痘の痕跡があるという。日本へはおそらく中国から入ってきたと考えられている。天然痘は流行を繰り返し、江戸期になると市中で年中蔓延している。

天然痘は明治以降も5回の大流行が数えられ、岡山でも明治17年(1884)に流行し、その後も流行している。特筆すべきは昭和20年(1945)の流行で、明治17〜大正6年(1917)までは流行を繰り返しているとはいえ、患者数はだんだん減っていった。しかし、昭和20〜21年にかけて、最後の大流行が起こる。太平洋戦争が終わった後、海外の各地から復員《ふくいん》してきた兵隊の中に天然痘患者がいて日本で流行を引き起こしたのである。これが日本における最後の大流行で、昭和49年(1974)の患者が日本の最後の発症となった。そこから50年余りの月日が経ち、かつて猛威《もうい》を振るった天然痘は今の私たちのまわりから姿を消した。天然痘の患者を診た医師もいなくなり、もはや身近な病気ではなくなった。

(6) 江戸時代の記録に見る天然痘

江戸時代の岡山ではどのように天然痘が流行したのか、現在に残された記録をたどってみよう。

旧柵原《やなはら》町行信（現在の久米郡美咲町）の庄屋が代々記した「行信近世略記」という日記（『近世作南農村史料』所収）には江戸時代の当時の村々の様子が克明に記されている。その日記の中に疱瘡流行の記事も記録されている。

寛文7年（1667）の項では、

同月（正月、筆者註）末より村中疱瘡流行。

と簡潔だが記載されている。さらに、寛保3年（1743）の項では、

正月　村中疱瘡流行、妙薬承り候儘記し置候。せんれいしを、三才の小児なれば、六粒、十才の子供なれば弐拾粒、十五才なれば三拾粒、年の数の倍、土なべに入、水、十才の子供ニ壱升、十五才ニ壱升五合之割合を以せんじ、惣身を洗ひ、風のあたらぬ所ニてかわかすべし、大妙薬なり、せんれいしとは、せんたん（梅檀）の実也。右は木ニて摧くへし、鉄をいむと云々。

として、疱瘡に対しての薬やその後の対応方法について記されている。村中で疱瘡が流行するなか、ワラにもすがる思いで大妙薬と言われる薬について記録を残したのであろう。享和2年（1802）に

は一族の男児3歳が疱瘡で死亡している。さらには幕末に近村で疱瘡が流行したので、それが村に侵入し蔓延しないように神楽を執行して神様に祈っている。その神楽にはおよそ600人の人が参詣に集まったとされる。

このように記録に残っているだけでも何年かおきに流行していることがわかる。その他に天然痘に罹った人がいるので田植えが大遅れしたなどという記録もあり、また10歳の子どもなど、子どもたちが多く亡くなったことが記録されている。江戸時代の山村でもこういった疱瘡の流行に無関係ではいられなかったのである。

次は子どもたちの具体的な症状が記載された記録を見てみよう。

旧邑久郡豆田村（現瀬戸内市邑久町豆田）で開業し、岡山藩医でもあった小児科医・松原家が江戸時代中期から幕末にかけて診察した患者の配剤記が数多く残されている。そこには詳細な患者の症状などが記載されているが、ここではそのうちの文政2年（1819）の診療記録を見てみよう。

2月16日には児島郡東田井地（現玉野市東田井地）の9歳の娘が前年10月に天然痘に罹り、「目不開」つまり失明したとある。4月21日には讃州高松（現香川県高松市）の男児3歳が前年の冬に天然痘に罹り、2月上旬より「両眼不開」、同じく失明している。11月2日には児島郡郡村（現岡山市南区郡）の男子が8月に「発痘」し、腫《は》れたり右目に傷がついて困っており、さらに「言語不能」「両足難」とあり、脳や両足の障害を想起させる記載がある。

これで全てではなく、まだ他にも天然痘に関する記載がある。文政2年の一年間だけでこれだけあるということは、いかに天然痘が市中に蔓延し、子どもたちを苦しめていたかがわかる。

この配剤記を残した松原家のある瀬戸内市豆田は吉井川沿いの村で、江戸時代に小児科の専門医がそこで開業していたのである。松原家には地元の邑久だけでなく、現在の玉野市や津山市、岡山市、さらには香川県小豆島や高松市、広島県福山市など非常に広範囲から患者が診察に訪れている。江戸時代で

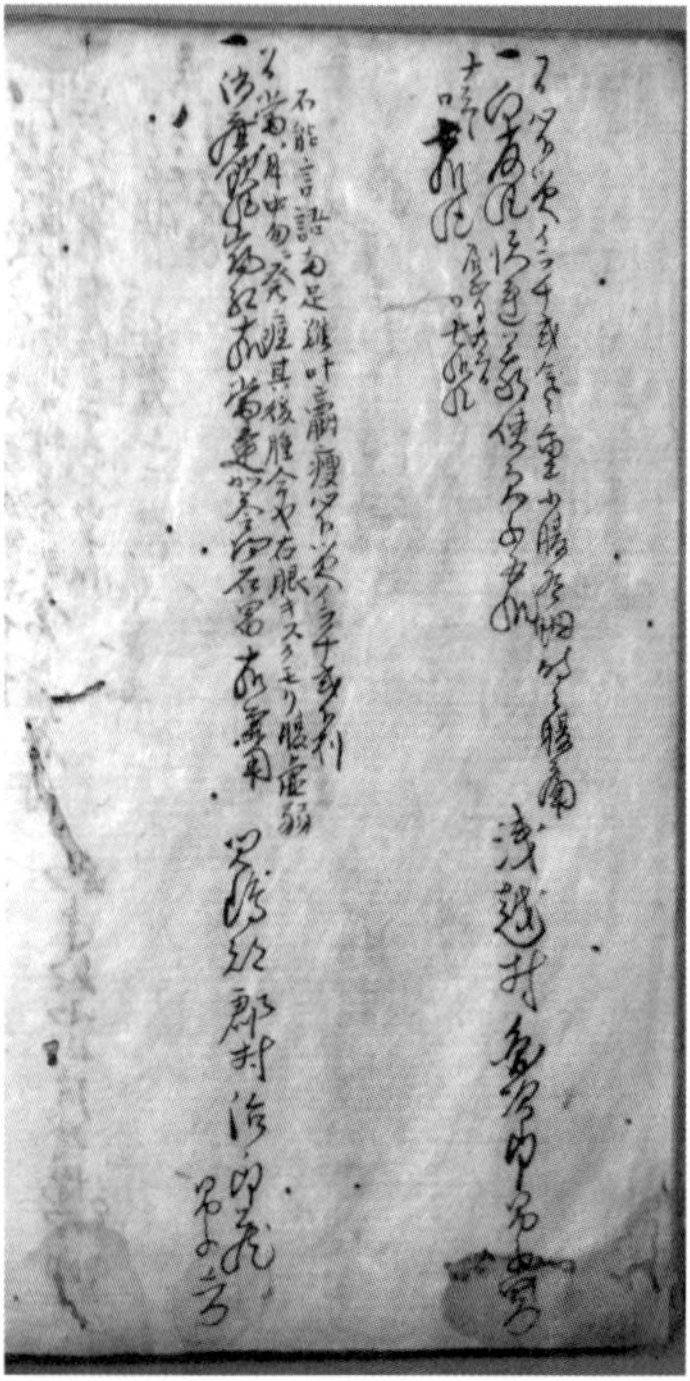

「文政２年配剤記」（個人蔵）

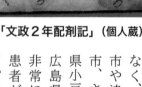

も村や藩を越えて小児科専門医のところに行って診察してもらうという医療風土があり、しかもそれは小児科だけではなく、それぞれの専門医に診察を受けに行っていたことがわかっている。江戸後期には医療の専門化が進んでいったのである。

最後は窪屋《くぼや》郡三須村（現総社市三須）の医師杉生革斎《すぎうかくさい》（寛政10年（1798）〜嘉永5年（1852））が残した「家事筆記」という日記である。

天保2年（1831）の春に、近辺で天然痘が流行していることが記載されている。革斎の息子も感染し、強く手足がひきつり、下痢をして絶食などのような症状や天然痘が治った後に左の手足がいうことをきかなくなったと記載されている。

天然痘が人々、特に子どもたちに及ぼす影響がどれだけ大きかったかがこれらの記録を見るとわかる。だからこそ、無事生還すると「疱瘡祝い」、つまり生き残ったお祝いをした。「家事筆記」には息子が完治したことに対し、たくさんの来客が来たことや治療をしてくれた医師にお金や魚、酒を渡したことが記されている。

このように江戸時代には天然痘に罹患したいろいろな記録が残されており、天然痘が流行していたことがわかるのである。

第2章　牛痘種痘《ぎゅうとうしゅとう》伝来以前の種痘

(1) 人痘《じんとう》種痘とは

人々は何度も天然痘の流行を経験していく間に、一度罹患して回復すれば二度と天然痘に罹らないということを知っていた。そこで天然痘に罹患する前に人間の手によって意図的に軽い天然痘に罹患させ、二度と罹ることのないようにしようと試みた。これが「種痘」と呼ばれる予防接種である。

最初に考え出されたのが天然痘に罹患した患者から感染させる方法である。患者の膿疱《のうほう》から膿（痘漿《とうしょう》）や痘痂《かさぶた》を採取し、子どもにそれを接種したり、患者の服を夜も昼も着させて感染させたりする方法が試みられた。人が罹患した天然痘を別の人に罹患させることから、この方法を「人痘種痘」と呼ぶ。以下、自然に感染した天然痘を「天然痘」「自然痘」、人から人為的に感染させた天然痘を「人痘」、この後述べる牛から接種し感染させた天然痘を「牛痘」「牛の天然痘」と区別する。この人痘種痘は中国やインドなどアジアで行われていて、中国経由で江戸時代に日本にも伝来し、実際に試みられていった。

しかし、人痘種痘で接種するのは自然に人間が感染した天然痘であり、その毒性は決して弱いわけではなかった。危険性が高いうえに効果も不安定で、死亡率は高く、また新たな感染源になることもあった。現在もワクチン接種による副反応や後遺症は個人によって相違が見られるが、人痘接種も同じで、人痘種痘をやると本感染となり、死亡する危険性が拭《ぬぐ》い去れなかったため、唯一の予防法ではあったが、人痘接種はなかなか普及・定着に難しい側面があった。

（2）人痘種痘の記録

牛痘種痘が伝来するまで行われた人痘種痘について、貴重な記録が残されている。それは先に記した杉生革斎の「家事筆記」に残されている。これは日本でも非常に珍しい人痘種痘の生々しい記録である。

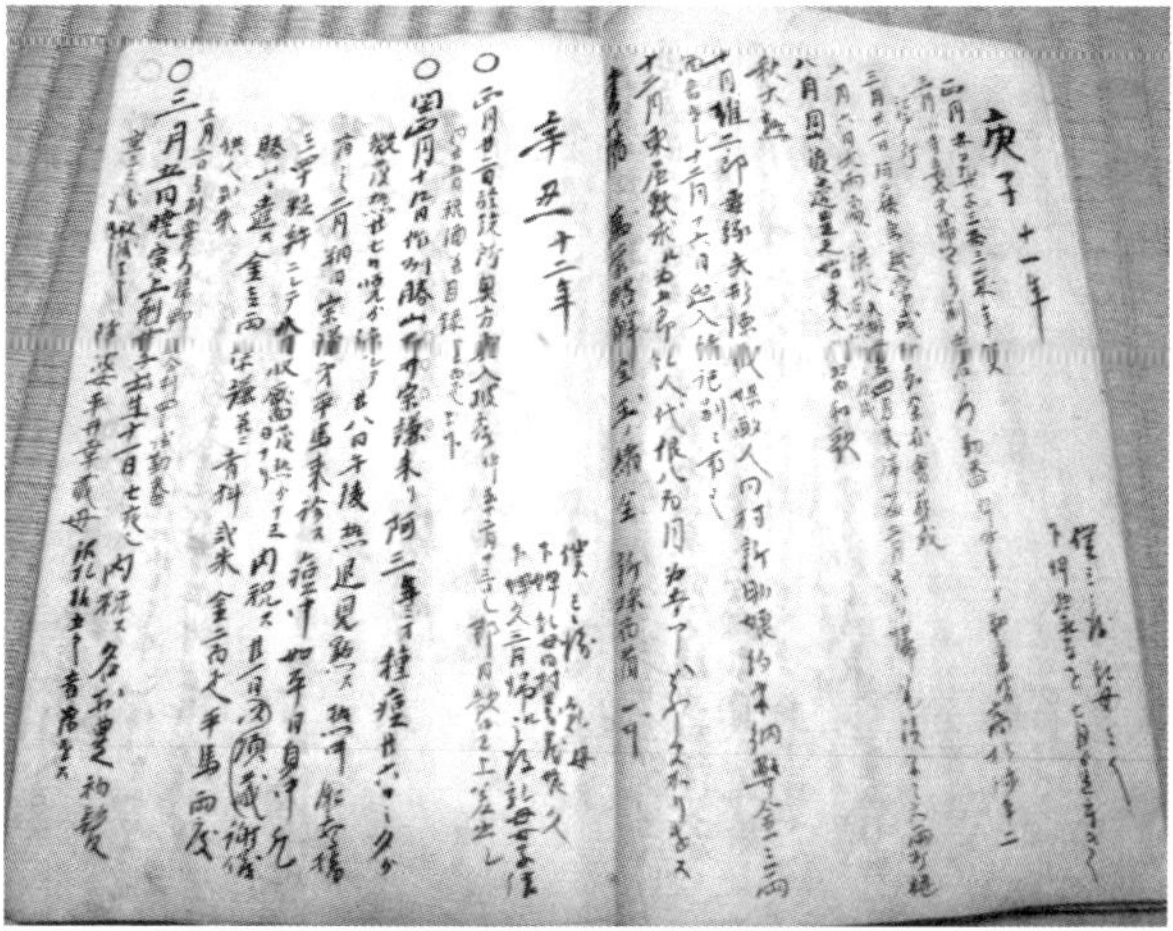

「家事筆記」（個人蔵）

（天保）辛十二年閏正月十九日作州勝山石井宗謙来リ、阿三年三才種痘、廿六日之夕ヨリ微発熱、廿七日暁ヨリ強シテ、廿八日午後熱退見点ス（略）痘中如平日身中凡三四十粒許ニシテ八日収靨、発熱ヨリ十三日ナリ、内祝ス、廿一日以順蔵謝儀勝山ニ遺ス、金壱両宗謙並ニ肴料弐朱金弐百疋平馬両度供人弐朱

天保12年（1841）、杉生家に作州勝山（現真庭市）の石井《いしい》宗謙《そうけん》という医師が訪問し、「阿三」という革斎の3歳の娘に種痘をした。この時の種痘というのは、まだ牛痘種痘が伝わっていないので、方法は記されていないが人痘種痘だということがわかる。1月19日、宗謙が種痘をすると26日に阿三は発熱、翌日熱が高くなるが、次の日（28日）には熱は下がり、身体中に30～40ほどの痘痕ができた。これで症状が収まったということで、石井宗謙や彼の弟にお礼として金1両などを渡したと記されている。医師の宗謙については後述する。金1両や肴料など高額のお礼をしていることから、杉生家にとって大きな出来事であったとともに、それだけ人痘種痘の危険性などが認識されていたからこその喜びであったことが想像できる。

宗謙は翌天保13年9月に同じく杉生家で二女の阿豊に種痘を行っている。

さらに弘化3年（1846）、宗謙はみたび杉生家で種痘を行っている。

四月十五日石井宗謙相頼、阿生種痘ス、是ヨリ前三月廿四日宗謙来、治平児卜興ニ種痘、両人不感、又四月再種、此度感シテ至軽痘シ、治平悴尓後往痘ス

4月15日、宗謙は革斎の娘阿生に人痘種痘をしている。さらに前月3月24日、二人の子どもに種痘を行っているが、これは不感、つまり人痘が感染せず、4月の再種で感染したと記載されている。つまり、人痘種痘において一度の種痘では感染しないケースがあることもこの記録でわかる。

ここまで三度にわたって宗謙は4人の子に無事人痘種痘を成功させせた。そして弘化4年（1847）、宗謙は革斎の娘に4件目の人痘種痘を行うが、これが悲劇となった。

三月四日阿満死去三歳也、二月十二日石井宗謙来種痘、廿二日ヨリ発熱、廿四日発狂其夜見点数多出面部可也ニ膿来トモ腋尻手足不膿、四日朝四ツ時卒ス

2月12日、宗謙が杉生家で革斎の娘阿満に人痘種痘を行った。十日後の22日に発熱、24日に「発狂」と書かれ、さらにその夜には顔などに膿疱が多数出て、3月4日の朝に亡くなった。

これはまさに江戸時代の種痘事故（種痘禍）の記録である。天然痘の予防のた

めに人痘種痘を接種した。しかしその結果、阿満は亡くなってしまった。人痘種痘をしなかったら死ななかった。でも人痘種痘をしなかったら、天然痘に罹って命を落としていたかもしれない。天命と思うのか、人痘種痘をやらなかったらよかったと後悔したのか、革斎の心裡は記録にない。しかし、人痘種痘の成功・不成功の両面が記録されている非常に生々しい文書として今の私達に伝えてくれている。

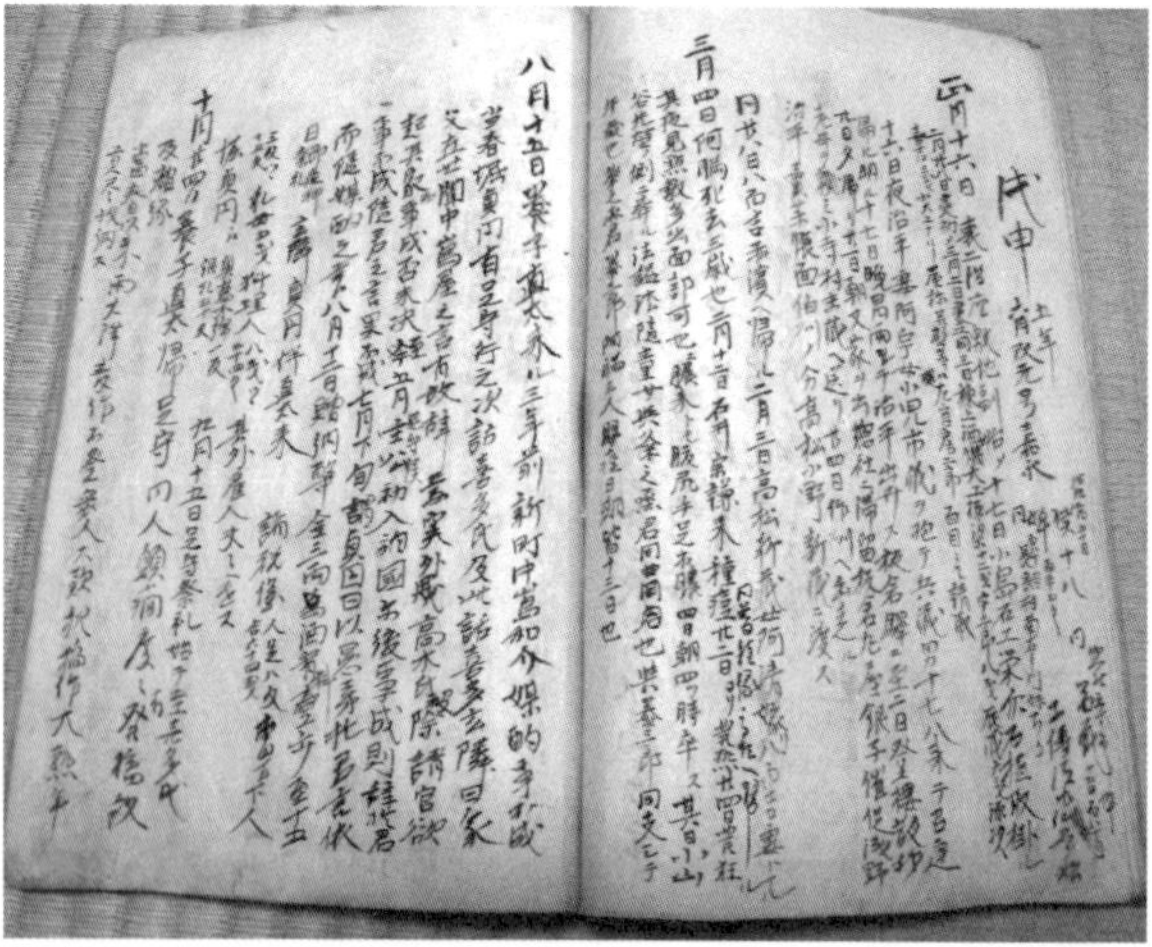

『家事筆記』（個人蔵）

（3）石井宗謙《いしいそうけん》の牛痘種痘の試み

杉生家で人痘種痘を行った石井宗謙（寛政8年（1796）～文久元年（1861））は現在の真庭市落合町に生まれ、シーボルトの鳴滝塾で医学を学んだ岡山では数少ない医師である。のちに現在の岡山市北区表町通り近くのオランダ通りで開業し、シーボルトの娘お稲との間に子どもができている。頭が良く、鳴滝塾でもトップクラスの成績と伝えられ、牛痘種痘についても学んでいる。

鳴滝塾から郷里に帰った宗謙は、地元の勝山藩に牛痘にかかった牛がいないか探してくれと陳情している。それは、鳴滝塾で天然痘に牛痘種痘が有効だということを学び、実際に牛痘種痘をしようとしたが、牛痘苗《とうびょう》がまだ日本にはない。そこで、牛痘にかかっている牛がいないか探し、いたらそこから牛痘接種を試みようとしたのである。実際には牛痘に罹った牛が見つからず、日本最初の牛痘接種を行うこと

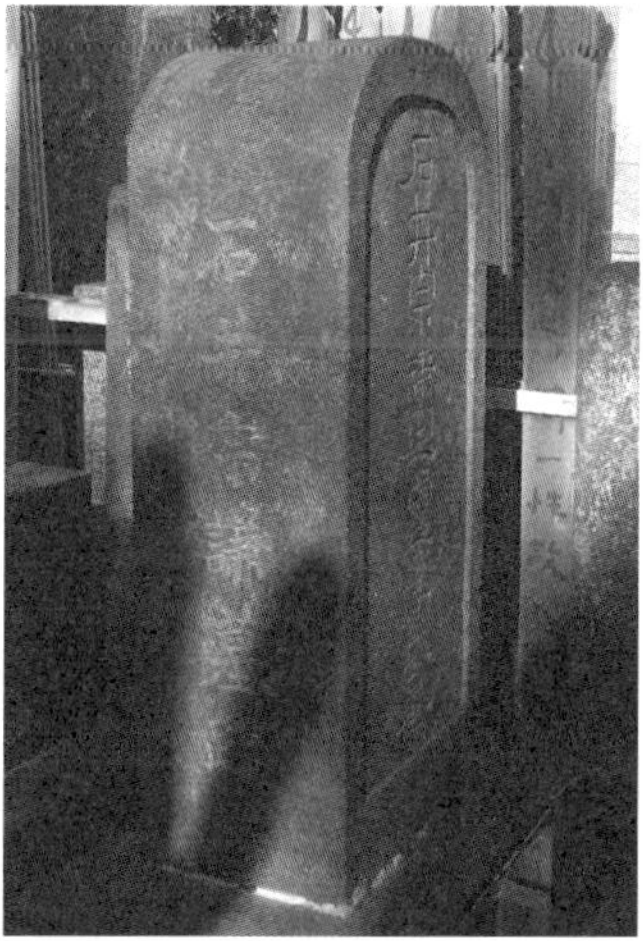

石井宗謙の墓（現在は撤去）
（東京都品川区高徳院）

はできなかった。

牛痘苗がなく牛痘種痘はできない、それならばということで、その数年後に杉生家で人痘種痘を行った。しかし、娘を一人死なせてしまったのである。この事故で宗謙が人痘種痘を止めたのか、それとも継続して他の子どもたちにも接種していったのかについては、記録が残されておらずわからないが、ほぼ同時期に宗謙はオランダ通りで産婦人科を開業している。

宗謙は、知識と技術を持っていたが、ワクチンとなる牛痘苗（第3章参照）が確保できず、牛痘種痘をすることがかなわなかった。

その後、宗謙は幕府に召し出され、江戸に出て蕃書調所《ばんしょしらべしょ》で外国語文書の翻訳をするとともに、神田《かんだ》お玉ヶ池《たまがいけ》の種痘所《しゅとうじょ》の創設に関与している。お玉ヶ池種痘所で宗謙自身が実際に牛痘種痘をしたかどうかについては不明だが、江戸で牛痘種痘に関わることはできたと言える。ちなみにこの神田お玉ヶ池の種痘所は後の東大医学部に繋がっていく。

（4）緒方洪庵《おがたこうあん》と難波抱節《なんばほうせつ》の人痘種痘

宗謙の他に岡山で人痘種痘を行った具体的な記録は残念ながら見つかっていない。それだけ難しい予防法であったのであろう。ただし、のちに詳しく触れる緒方洪庵と難波抱節も人痘種痘を試みていると思われる。

洪庵の人痘種痘については、洪庵の姪《めい》篠

岡ハナの証言が残されている。

妾が幼頃の時でした。大坂の緒方の叔父さん（洪庵）が足守へ見へて種疱瘡をしてやるとのことで兄と姉の千恵との腕に種痘をなさったのです。ところが其種が悪かったのですか、其の種えた所が腫れて熱が出るし、余り面白い具合でなかったので、外の子に種えることは見合せて、其の儘大阪へ御帰りになりました。しかし兄も姉も御蔭で本疱瘡には罹らずに済みました。それから程経て妾が七歳の時に叔父さんが、今度は御上の御用で、再び疱瘡を種えに足守に見えました。其の時は大阪で種痘瘡をした二人の男の子供を駕籠で担いで参られました。此の児の腕についた痘瘡から汁を取て、種痘の苗となさるおつもりでしたのです。それで先ず佐伯の内の子供に種えて見ることになったのですが、兄や姉は先年済ませているし、妾は本疱瘡をやっているので、弟の半五郎（五歳）に叔父さんが種痘瘡をなさったのです。此度の種痘は以前のとは違って腫れも痛みも無く見事に善く附いたので、それからいよいよ足守に除痘館が出来て大層大勢の人が種痘を受けたと云ふことを聞いて今にそれを覚えて居ます。（『緒方洪庵と足守』）

妾とは女性が自分のことを言う言葉で私の意、話者のハナが7歳のときに洪庵が足守に来て牛痘種痘を行ったのが嘉永

3年（1850）、その前にハナの兄と姉に種痘を行ったと述べているので、洪庵がこのときに行ったのは人痘種痘と考えられる。しかし、腫れや発熱が見られたので、他の子どもには種痘を行わなかったと言うが、人痘種痘の難しさがここにも表れている。

難波抱節の人痘種痘については、抱節の訳書『訳引痘略《いんとうりゃく》』の記載では、

余亦壮年ヨリ人痘佳苗ヲ種ツレトモ十全ノ功ヲ得カタキヲ以テ中途ニ耽閣セリ

として、人痘種痘は十分な効果が得られず、途中でやめたとある。また中山沃《そそぐ》は『備前の名医難波抱節』（平成12年（2000））の中で、「抱節が初めて人痘種痘を施行して三十年」という抱節の息子経直の種痘履歴書を引用している。これらのことから、難波抱節も牛痘種痘が伝来する以前に人痘種痘を行うも、それがうまく効果が得られず止めざるを得なかったと考えられる。

このように、宗謙・洪庵・抱節らが人痘種痘を行ったことはわかるが、いずれもうまくいかず、多くの子どもに接種されるような普及は見られなかった。安全な牛痘種痘法の伝来を待つしかなかったのである。

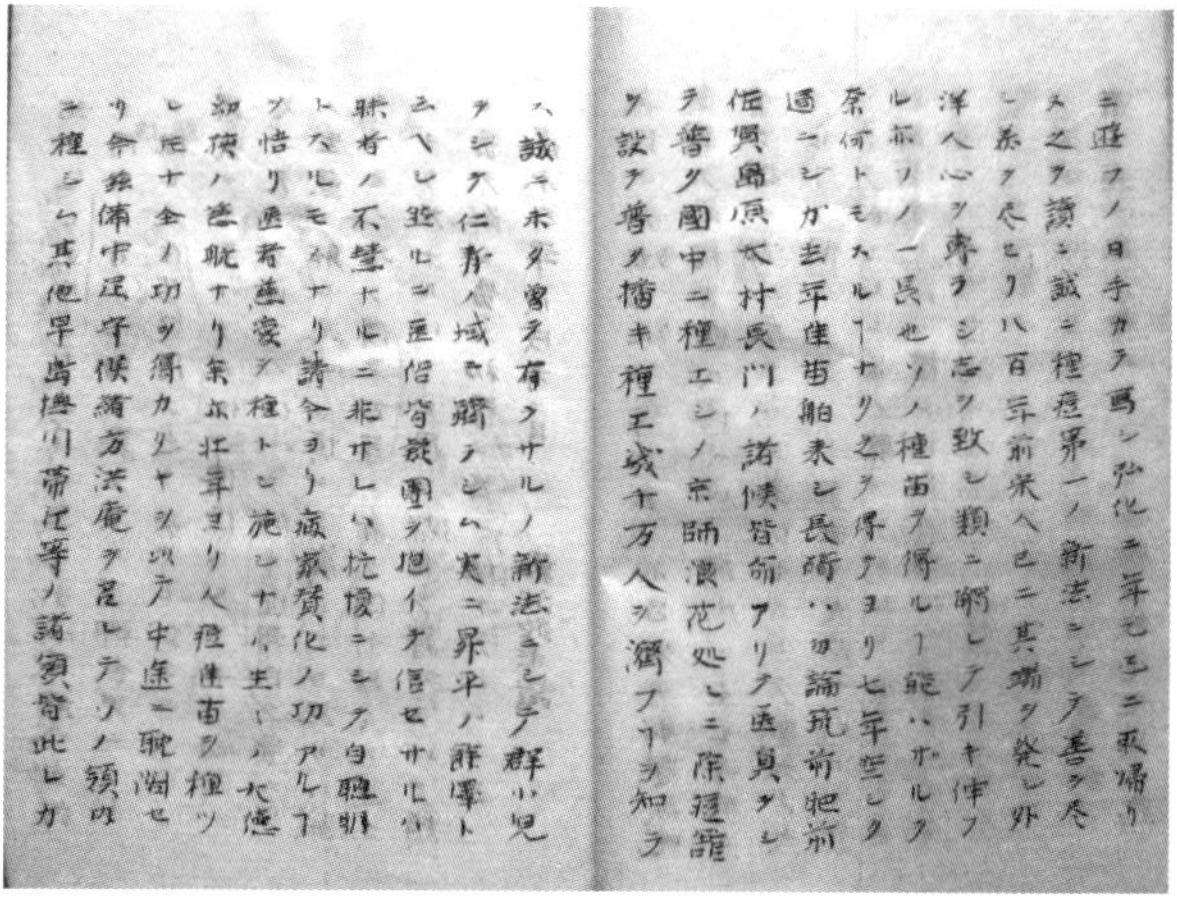

『訳引痘略』の人痘の記録（個人蔵）

第3章　牛痘種痘の伝来

(1) 牛痘種痘の発明

寛政8年（1796）、イギリスのジェンナーは、牛の乳搾《しぼ》りをしている女性が牛の天然痘である牛痘に感染したら、その人は天然痘に感染することがないということを発見した。そこで男児に牛痘の膿を接種したところ、天然痘に感染しないことが確認された。しかもこの牛痘は牛の弱い天然痘を人間にうえるので人痘よりもはるかに安全性が高かった。この後牛痘による種痘、つまり人類初の牛痘苗というワクチンを使った予防接種が世界中に広まり、天然痘の予防に威力を発揮していく。

ジェンナーの発明以後、1800年代初期には中国にも伝来するなど、世界中に牛痘種痘が広がっていき、日本にもその情報は伝わってきた。

例えば長崎のシーボルトは、文政6年（1823）に自分が持参した牛痘苗を日本人の子どもに接種したが失敗に終わっている。前述の通り、シーボルトに学んだ石井宗謙も牛痘種痘のための牛痘に罹患した牛を探している。

宗謙の事例でもわかるように、牛痘種痘という知識は中国経由やシーボルトの鳴滝塾《なるたきじゅく》でも学べるなど、当時から多くの医師たちがその知識を学ぶことはできていた。しかし肝心の牛痘苗、つまりワクチンの実物が手に入らないのである。牛痘種痘に関する知識はある、しかし牛痘苗が確保できない、それでも目の前で天然痘は市中に蔓延している、だから指をくわえて見ているのではなく、人痘接種を試みる宗謙や洪庵などの医師たちもいたのである。あとは、いつ活きた牛痘苗が日本にやってくるのかを待つだけであった。

(2) 牛痘苗の伝来

嘉永2年（1849）の夏、バタヴィア（インドネシアの首都ジャカルタの旧称）から長崎にもたらされた痘痂《かさぶた》が出島のオランダ医官モーニケによって接種され、初めて成功した。この牛痘種痘の成功により、知識を持っていた医師たちの手に待ちに待った牛痘苗というワクチンがもたらされ、全国に牛痘種痘が広まっていく。

9月には京都に伝わり、さらに11月には大坂へと伝わり、備中国足守（現岡山県岡山市北区）出身の医師・緒方洪庵が大坂で除痘館《じょとうかん》を開いた。この大坂除痘館を拠点に西日本を中心とした全国に牛痘種痘は広まっていく。モーニケの牛痘種痘成功からここまでわずか5カ月、高速道路も新幹線も飛行機もない時代に、牛痘苗というワクチンを活かしながら急速に広がっていった。当時の医師たちが天然痘の予防という高い志のもとに行動していった結果だと言える。

（3）牛痘種痘の岡山への伝来

Ⅰ　足守藩の葵丘城除痘館

大坂除痘館を開設し、牛痘種痘を広めた緒方洪庵（文化7年（1810）〜文久3年（1863））は幕末の日本を代表する蘭学者・医学者・教育者である。足守藩士の家に生まれ、文政9年（1826）に17歳で大坂の蘭方医中天游《なかてんゆう》に、天保2年（1831）に江戸の坪井信道《つぼいしんどう》に入門、天保7年（1836）に長崎へ遊学、天保9年（1838）に大坂で開業するとともに蘭学塾適塾《てきじゅく》を開き、多くの門人たちを育成した。門人の中には幕末から明治に活躍した福沢諭吉《ふくざわゆきち》や橋本佐内《さない》、大村益次郎《おおむらますじろう》らがいる。また岡山からも明石退蔵《たいぞう》や花房義質、島村鼎甫《ていほ》ら多くの門人が学んでいる。大坂で除痘館を開設したのち、文久2年に江戸で奥医師兼西洋医学所頭取に任じられたが、翌文久3年（1863）に54歳の若さで急死した。

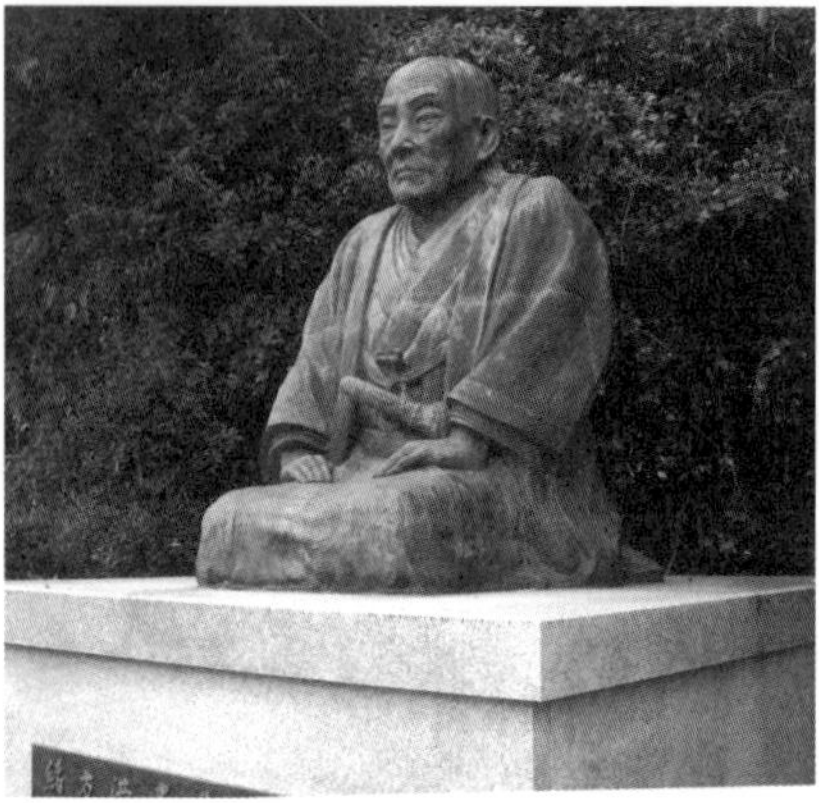

緒方洪庵銅像（岡山市北区足守）

足守藩医でもあった洪庵は、大坂で除痘館を開いた翌嘉永3年（1850）1月、足守藩主木下利恭《きのしたとしやす》に呼び出され、種痘を施した2児を連れて帰郷した。その男児から汁（痘漿《とうしょう》）を採取し、まず自分の甥に接種した。これが成功したので、本格的に藩内に接種を開始したことは前述「ハナの回想」通りである。このとき藩主利恭はまず自分の子から種痘を受けさせたと言われ、足守に除痘館を設置することも許可した。

足守の除痘館は葵丘城除痘館と名付けられた。その設置場所や活動内容については不明であるが、唯一、除痘館の組織の陣容《じんよう》が記録されている。

館長　緒方洪庵
補助　山田元眠
　　内藤畝庵
執事　岩田治右衛門
　　鳥羽孫四郎
助役　西村弥重郎
　　　伏見屋茂八
　　葵丘城除痘館
嘉永三庚戌二月
簗瀬　山鳴弘斎　藝州草津　西有慶
佐倉　神保良粛　津山藩　菊池秋坪
備総社　潮田遠平　備中大崎　石原朴平
備中四十瀬　内藤謙叔　足守　山田禎順
高松新庄　山下敬斎　足守　二宮秋健
井原　千原英舜

山田元眠と山田禎順《ていじゅん》は親子、西有慶、石原朴平《ぼくへい》、菊池秋坪、山田禎順、潮田遠平は適塾の「姓名録」に名前が記されている。また、佐倉の神保良粛については「佐倉藩神保朔茂」という名前が適塾の「姓名録」にあり、関係があると思われる。菊池秋坪は津山藩医で蘭学者の箕作阮甫の養子である。

地域が記載されている11名のうち、西有慶の草津は安芸国（広島県）、神保良粛の佐倉は下総国（千葉県）、残りはすべて岡山県出身医師である。洪庵は地元出身の門下生や医師を中心に除痘館を運営しながら種痘事業を行っていったと考えられる。この葵丘城除痘館を拠点に、岡山県内や西日本に牛痘種痘が広まってい

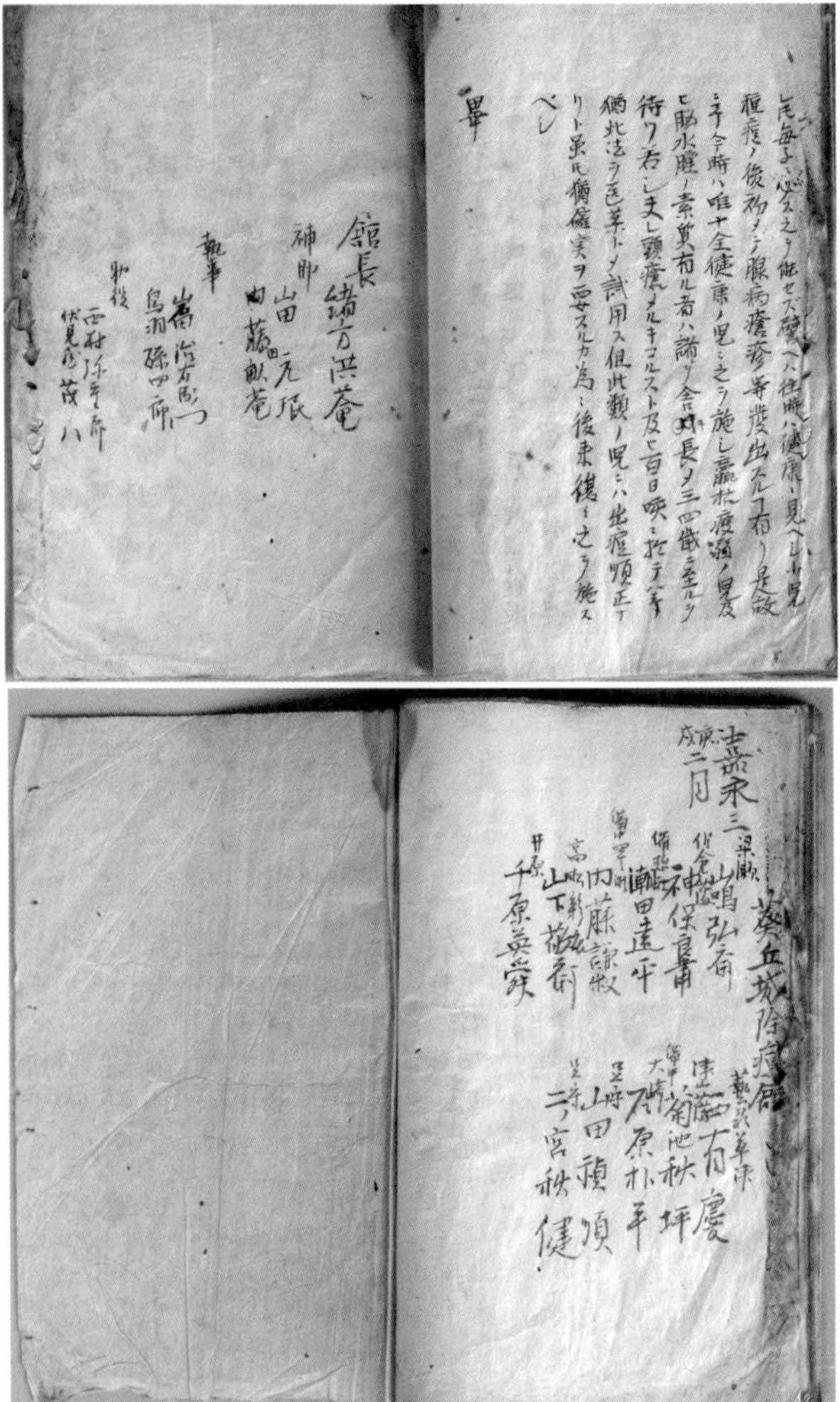

「譚斯篤牛痘説」の巻末に記された葵丘城除痘館の陣容（岡山県立博物館蔵）

くが、この洪庵の葵丘城除痘館ルート以外にも岡山に牛痘種痘が伝来している。

Ⅱ　山田《やまだ》成器《せいき》の牛痘種痘

備中国久米村の医師で、「家事筆記」の筆者杉生革斎に医学を学んだ山田成器（天保2年（1831）～大正元年（1912））は嘉永元年（1848）2月に長崎へ遊学、蘭方医の阿部《あべ》魯庵《ろあん》に学んだ。嘉永4年には京都の蘭方医新宮涼庭《しんぐうりょうてい》に学び、帰国後開業、明治になってもコレラ予防など在村医として活躍した。山田家の記録では、長崎遊学時にモーニケに種痘を学び、嘉永2年（1849）末に帰国、郷里で種痘を施そうとしたが、当時は種痘をすると牛になると言って種痘を受け入れない人もいて、その人たちはみな天然痘に罹り、死亡した人もいるという。山田成器の種痘については口伝《くでん》などで伝わり、確実な資料は残されていないが、その伝承が確かだとすれば、洪庵の葵丘城除痘館とほぼ同時期に長崎から直接伝わった牛痘種痘が行われたことになる。しかし、この成器の種痘は広がりを見せることはなかった。

Ⅲ　大坂の除痘館からの分苗

洪庵の開いた大坂除痘館では、人々に牛痘種痘を接種するだけでなく、全国からやってきた医師に痘医許可証を与え、牛痘分苗（牛痘苗を分け与えること）を行った。その医師たちが郷里に帰って牛痘種痘を行っていったのである。大坂の除痘館が発行した「除痘館種痘引札」が現存し、分苗所の一覧が掲載されているが、岡山の医師たちが確認できる。例えば嘉永3年（1850）3月の種痘引札には備前伊部（現備前市）頓宮篤弼《とんぐうあつすけ》の名前が見られる。大坂の除痘館から分苗された頓宮篤弼が伊部でどのような種痘を行ったのかについては判明していない。

頓宮篤弼以外に大坂から直接分苗された岡山の医師は、安政7年（1860）2月に久山敬道（岡山市）・慶応2年（1866）2月に守屋立民（倉敷市）、水川佳門（井原市）がいて、洪庵の足守除痘館以外でも牛痘種痘の取り組みが岡山県内で行われていたことが想像できる。しかし、頓宮篤弼以外は足守の葵丘城除痘館が開設され、県内でも牛痘種痘が行われた後であり、彼らの牛痘種痘が広がりを見せた形跡は見られない。

(4) 葵丘城除痘館での牛痘種痘

足守の葵丘城除痘舘でどのような牛痘種痘が行われたのか。

除痘館の直接の史料は残されていないが、難波抱節が嘉永3年（1850）2月に訳した『訳引痘略』に、洪庵が行った牛痘種痘の記載がある。

今茲備中足守候緒方洪庵ヲ召シテソノ領内ニ種シム、其他早嶌撫川帯江等ノ諸領皆コレカ治〆乞ニ正月ヨリ二月ニ至リ、

千四百余人全効ヲ得サ者ナシ

足守藩領内だけでなく、近隣の早島（現早島町）・撫川（現岡山市北区）・帯江（現倉敷市）の領主から洪庵や門人が招聘《しょうへい》され、1～2月の間に千人を超える種痘を行い、失敗することがなかったと述べている。足守藩主が自分の領地だけでなく、近隣の地域まで牛痘種痘の実施を認め、洪庵らもそれに応じて千人を超える人に接種を行い、みな効果を得たという。

同じく嘉永3年3月に備中簗瀬（現井原市芳井町）の山鳴《やまなり》氏が発行した「種痘養生心得書」の末には、

右種痘法ハ今春緒方先生足守に下り千五百余人に施されしに、一人のあやまち無、我ら先生の門人なれハ召して施術を助けしめ、終に其痘苗を分ちたまへり、依て聊国恩を報じ且ハ其道を弘めんが為普く施さん事を希而已

とあり、千五百人に牛痘種痘を接種し失敗がなかったと記されている。どちらも似た数字であるので、千人は大げさでも、多くの人々に牛痘種痘を接種していったのであろう。足守の除痘館についての記録は他には見つかっておらず、そこでの種痘施術など詳細は不明である。

牛痘苗が長崎から広まったのは嘉永2年6月、そこからわずか数ヵ月の間に岡山でも種痘が行われ、しかも葵丘城除痘

館という拠点までが作られ、そこから多くの地域に広がっていった。洪庵の種痘が現実的に岡山で行われた牛痘種痘の始まりだと言える。

洪庵は藩主に請われて戻ってきたが、郷里の岡山でも天然痘が流行しており、だからこそ安全な牛痘種痘を広めないといけないという強い使命感を持って、大坂から岡山に種痘苗をうえた子（痘児）を連れて帰ってきた。つまり洪庵を岡山における牛痘種痘接種の先駆者と捉えたい。それまで種痘のなかった岡山にわざわざ他地域、洪庵の場合は大坂から牛痘種痘をもたらせた先駆者ということである。この足守の葵丘城除痘館で洪庵に教えを乞うた多くの医師が地元に帰って牛痘種痘を行い、西日本に牛痘種痘が広まっていく。筆者はこの岡山に牛痘種痘を持ち込み、広めようとした洪庵らの医師を第一世代の種痘医《しゅとうい》と呼ぶことにする。

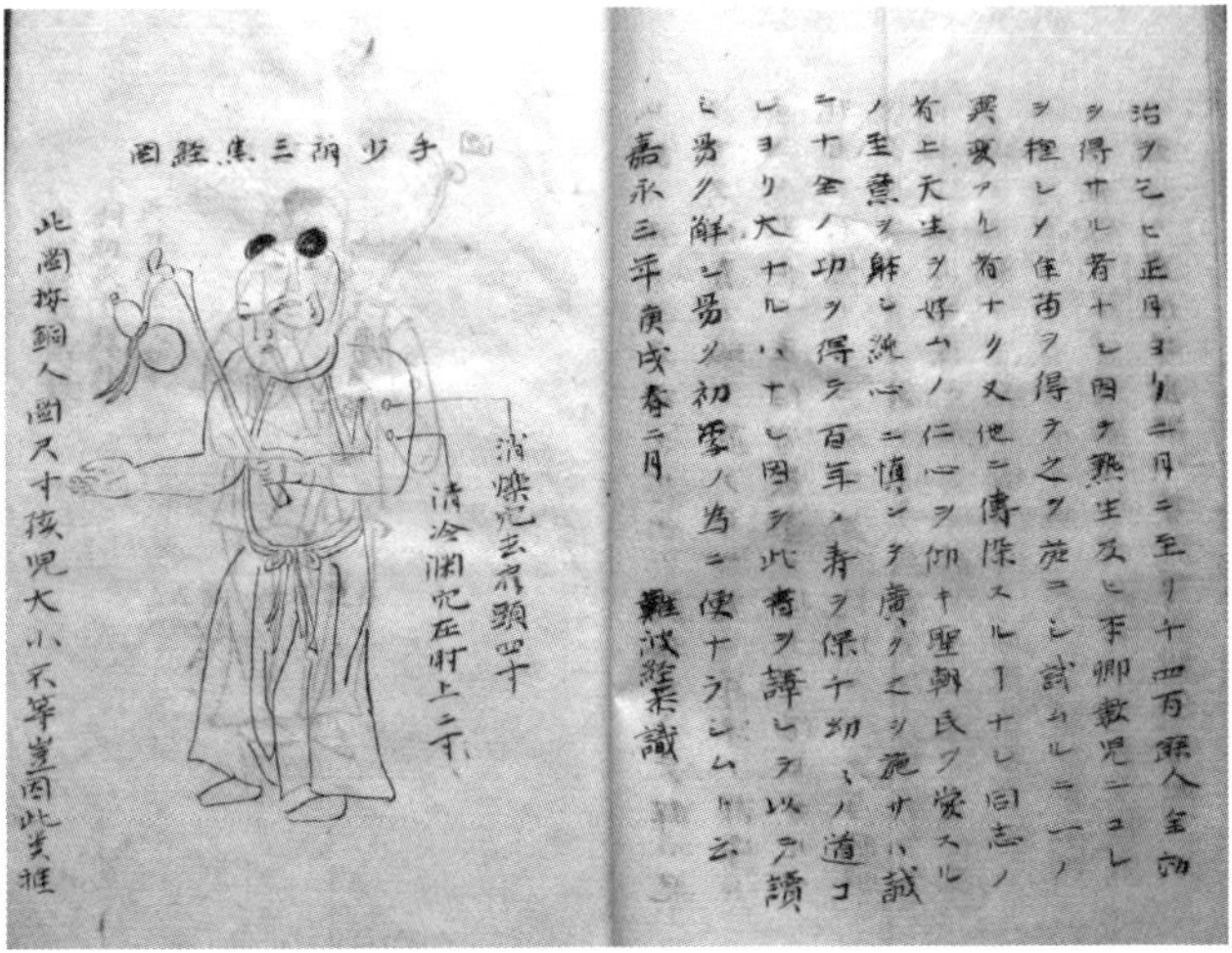

『訳引痘略』（個人蔵）

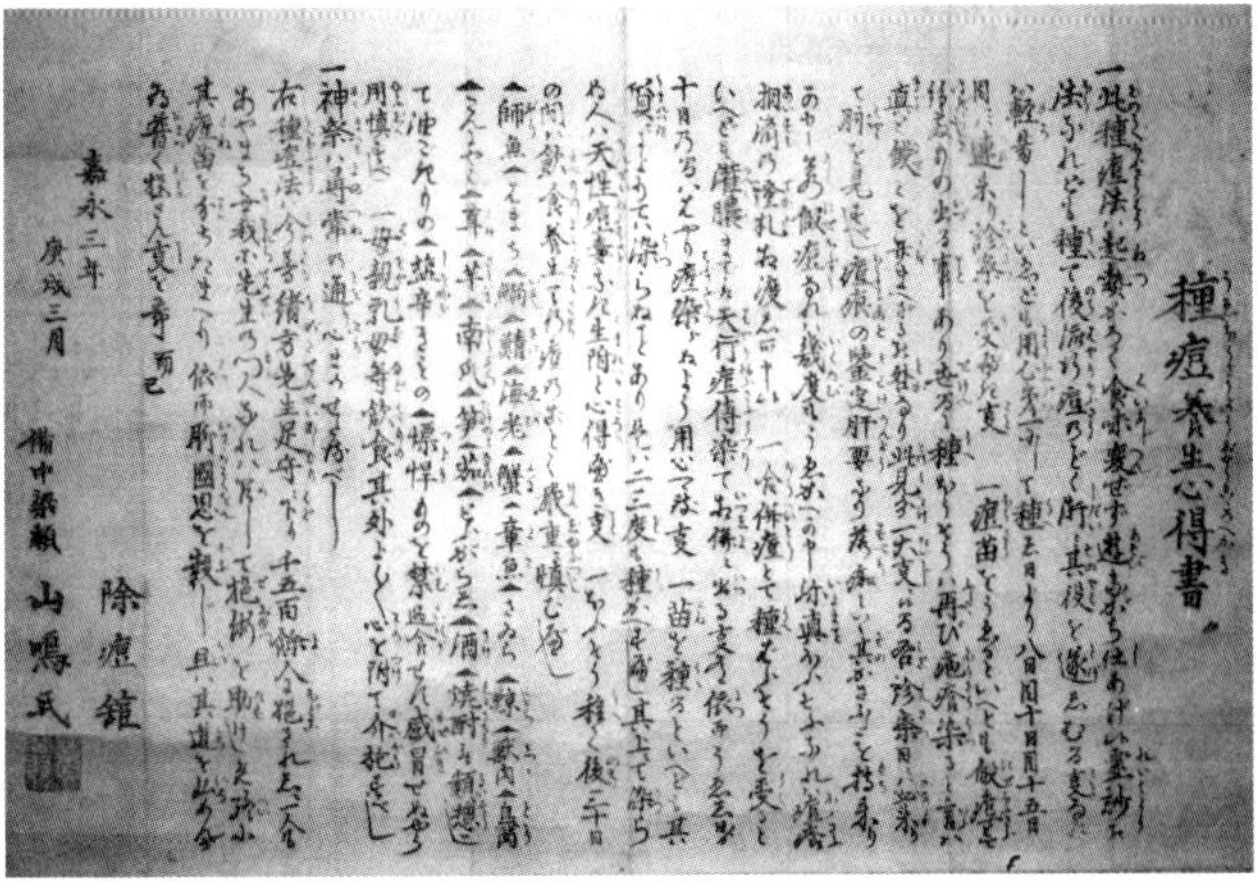

種痘養生心得書（個人蔵）

第4章　牛痘種痘の広がり

足守の葵丘城除痘館を拠点に、岡山県内に牛痘種痘は広がっていった。足守藩は現在は岡山市北区であるが、江戸時代は備中国であった。備中の葵丘城除痘館からかつての備前国内・備中国内・美作国内への牛痘種痘の広がり方が三者三様で、地域によって相違がある。

(1) 難波抱節の種痘（備前地方）

備前地域、岡山市を中心とした県南東地域で種痘がどのように広がっていったのかを知るうえで大事な、中心的な人物がいる。それが現在の岡山市北区金川で開業した在村医・難波抱節である。

難波抱節（寛政3年（1791）～安政6年（1859））は岡山を代表する在村医で、全国的には無名だが、彼が残した功績は非常に大きい。

備前岡山の篠野家に生まれた抱節は、岡山藩家老日置《ひき》家侍医難波家の養子となり、京都に遊学、吉益《よします》家や賀川《かがわ》家に入門し産科などを学んだ。さらに文化11年（1814）、24歳のとき、世界で初めて全身麻酔による乳がん摘出手術を行った紀州和歌山の華岡青洲《はなおかせいしゅう》の医学塾春林軒《しゅんりんけん》に入門し、外科や麻酔術を学んだ。翌年帰国して、地元の金川で開業するとともに、思誠堂《しせいどう》という医学塾を開いた。この医学塾には飛騨国（現岐阜県）を除く全国から門人が集まったとされるほど当時は著名な医師であった。

抱節は患者を診察し、門下生を育てながら、産科の書を著し、嘉永5年（1852）には青洲から学んだ麻酔薬「通仙散《つうせんさん》」を用いて乳がん摘出手術を岡山で初めて行っている。青洲には千人を超える門人がいたが、実際に麻酔術を伝授され、郷里に戻って麻酔の手術をした記録が残されている医師は10人に満たない。その数少ない医師の一人が難波抱節である。安政6年、日本で2回目のコレラの大流行に対し抱節は治療にあたるが、自身が罹患してしまい69歳で死去した。

門人を育て、産科などの著書を著し、全身麻酔の手術をして、コレラの治療にもあたった在村医の頂点ともいえる抱節が心血を注いで取り組んだのが牛痘種痘の普及である。

牛痘接種が始まったのちの嘉永3年（1850）2月、抱節は足守の洪庵のもとを訪問する。抱節は「天然痘が蔓延しているので種痘を広めたい。ぜひ種痘を教えていただき、痘苗を分苗してもらい

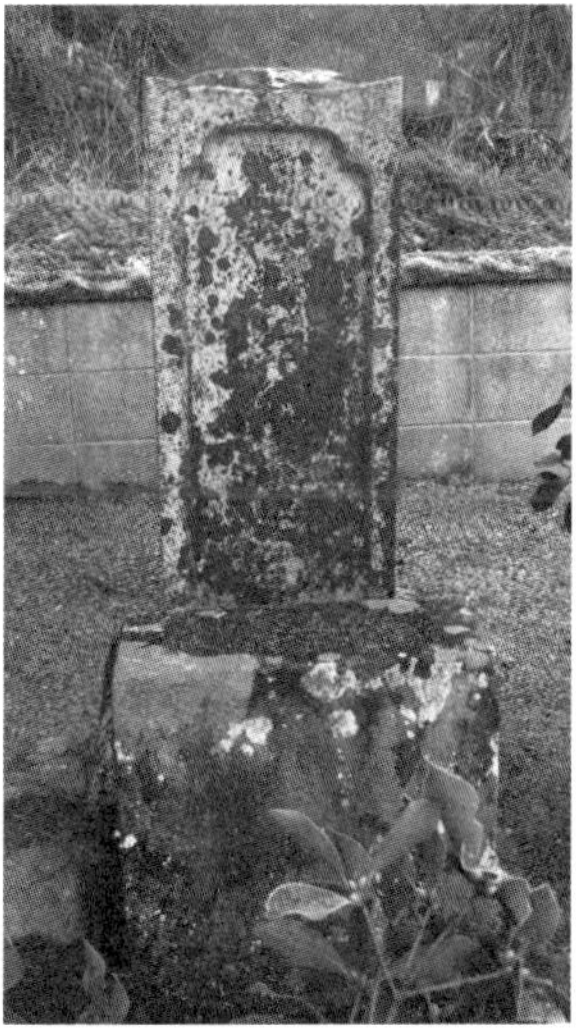
難波抱節の墓（岡山市北区）

たい。」と10歳以上年下の洪庵に頭を下げた。洪庵はそんな抱節に対し、自分が持っていた種痘の本を写すことを許可した。

さらにその数日後、抱節が子どもを連れて再び足守の除痘館を訪問した。その子に洪庵は除痘館で牛痘を接種した。当時の牛痘種痘は、接種を受け感染している人から直接、痘苗をうえつけていくことが一般的な接種方法であった。抱節は痘苗の接種を受けた子どもたちを金川に連れて帰り、今度はその子たちから自分の知り合いにどんどん牛痘種痘を接種していった。この金川から牛痘種痘が備前一帯に広がっていった。

抱節は、岡山藩日置家の表小姓侍医、つまり藩医であるが、一方では村の開業医として地元の医療活動を担った在村医である。その彼が種痘を行ったので在村種痘医であり、抱節の場合は藩医としての対場ではなく、在村医である抱節個人の種痘であった。

抱節が牛痘種痘の普及に力を注いだ大きな理由の一つが、娘ハマを天然痘で亡くしていることである。医師でありながら自分の娘を救えなかったことに抱節は悔しい思いをしたに違いない。そこで前述のように人痘種痘を行ってみるが、うまくいかなかったので、牛痘種痘が伝来したと聞くとすぐに洪庵のもとに駆け付けたのである。

抱節の牛痘種痘への取り組みは、牛痘

苗の接種だけではない。当時、まだまだ牛痘種痘に対しては理解がなく、接種すると牛になると信じる人も多かった。そのため啓発活動も必須であった。

抱節が作った「三痘安危弁《あんきべん》」というチラシが残されている。これは三痘、つまり天然痘と人痘と牛痘について（26頁参照）、天然痘と人痘と牛痘に罹患したらそれぞれこんな症状が出る、あるいは天然痘と人痘は牛痘に対してこんな危険があるなどと3種類の痘を比較し、牛痘はこれだけ安全であると牛痘種痘をアピールしている。こういったチラシを作って配ることで、牛痘種痘の安全性について一般の人々へ啓蒙活動を行っていった。

さらに抱節は、自身が種痘について話し

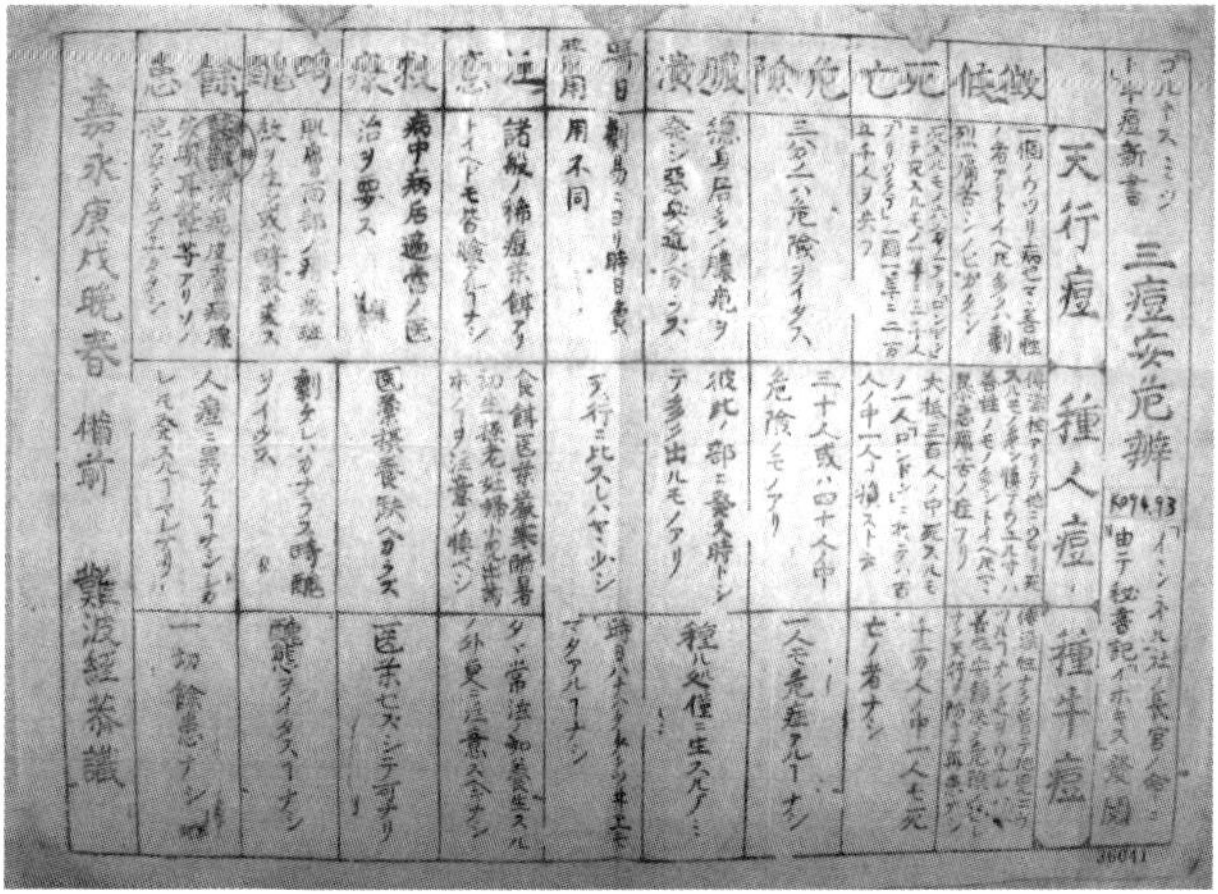

三痘安危弁（岡山市立中央図書館蔵）

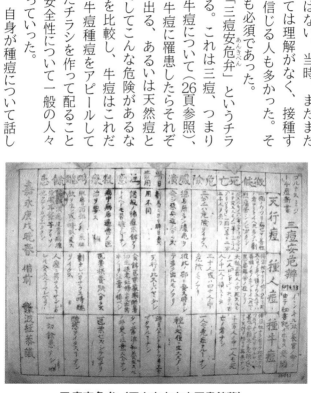

た事柄を門人にまとめさせた『散花新書』(上下・附録の計3冊)を刊行する。上巻と下巻では種痘の方法や接種後の経過などがカタカナ交じりの書き下しで書かれ、種痘接種の様子の図なども掲載されている。附録には、例えば「近コロ盛んニ行ハルル牛痘種法ハ何レノ頃何レノ国ヨリ起リシヤ」などの問いとその回答が問答式に書かれている。小難しい漢文の医学書ではなく、わかりやすく人々に読んでもらって理解してもらおうという抱節の意図が汲み取れる体裁となっている。

抱節が著した種痘に関する二つの啓発物において注目すべき点が、「三痘安危弁」と『散花新書』のどちらも嘉永3年に出されているという点である。嘉永2年に牛痘種痘が成功し、翌3年2月には洪庵から分苗されて抱節が金川で種痘を行ったが、抱節は同じ嘉永3年のうちにチラシや種痘に関する書まで出している。自身が精力的に牛痘接種を行いながら、啓蒙のためのチラシや種痘書も出している。もちろん準備もしていただろうが、1年の間にチラシや種痘書を出すスピードに牛痘種痘を広めることへの強い思いが感じられる。抱節が自分の娘を天然痘で亡くしたことは既に述べたが、娘や子どもたちへの思いもあって、一刻も早く牛痘種痘を広めて子どもたちを救わないといけないと考えていたのであろう。抱節はチラシや種痘本を作ったりしながら、3千人あまりに接種したと記録している。

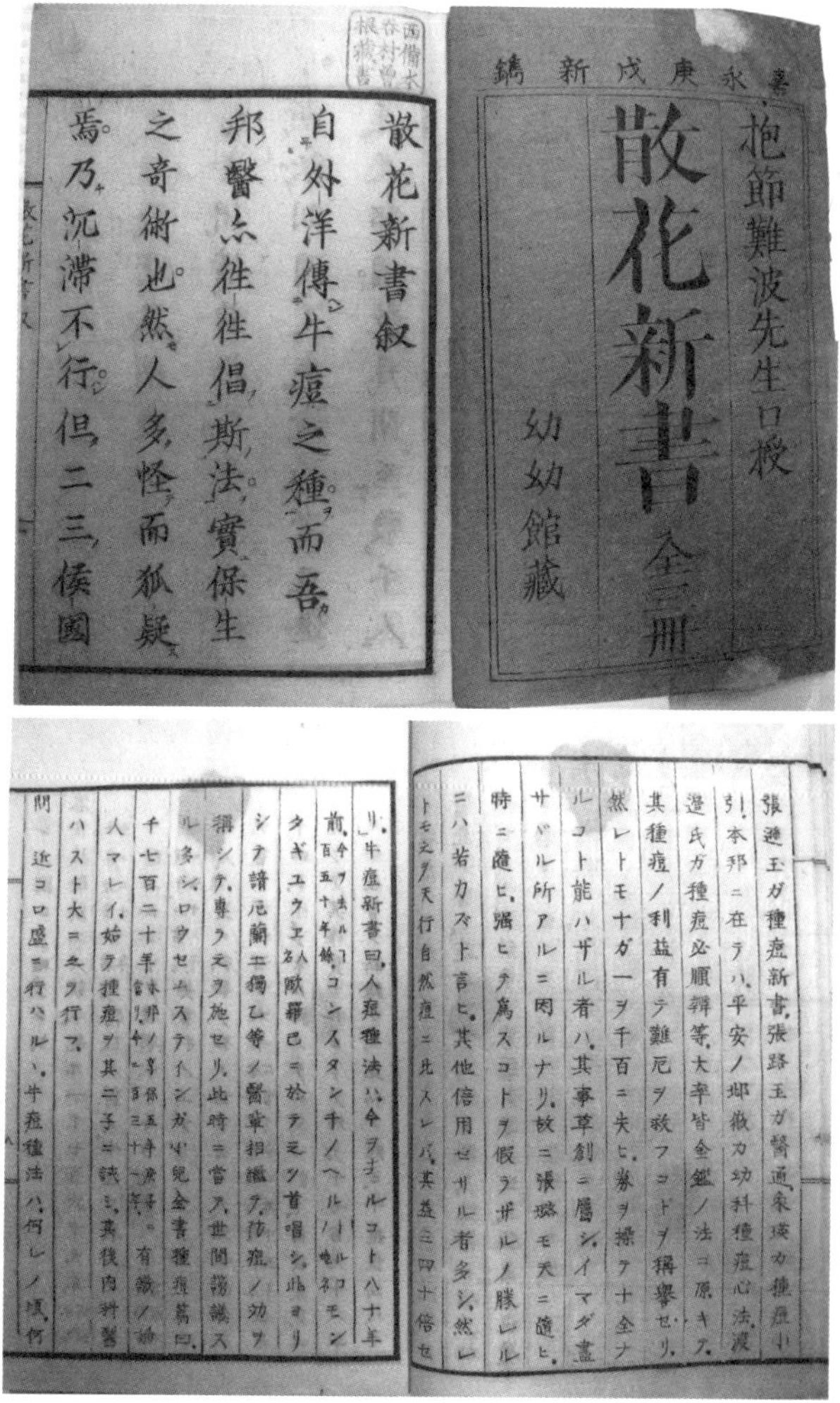

嘉永庚戌新鐫
抱節難波先生口授
散花新書 全二冊
幼幼館藏

散花新書叙
自外洋傳牛痘之種而吾
邦醫亦往往倡斯法實保生
之奇術也然人多怪而狐疑
焉乃沉滯不行但二三侯國

張遜玉ガ種痘新書張路玉ガ醫通朱奕力種痘小
引本邦ニ在テハ平安ノ郷微力幼科種痘心法渡
邊氏ガ種痘必順辨等大宰皆金鑑ノ法ニ原キテ
其種痘ノ利益有テ難厄ヲ救フコトヲ稱擧セリ
然レトモ十ガ一ヲ千百ニ失ヒ務ヲ操テ十全ナ
ルコト能ハザル者ハ其事草創ニ屬シイマダ盡
サザル所アルニ因ルナリ故ニ張璐モ天ニ適ヒ
時ニ適ヒ彌ヒテ爲スコトヲ假ラザルノ勝レル
ニハ若カズト言ヒ其他信用セザル者多シ然レ
トモ之ヲ天行自然痘ニ比スレバ其益三四十倍セ

リ牛痘新書曰人痘種法ハ今ヲ去ルコト八十年
前(今ヲ去ルコト百五十年餘)コンスタンチノーペル(ノ地名)ルコモン
タギユウエ(人名)欧羅巴ニ於テ之ヲ首唱シ此ヨリ
シテ諳厄蘭ニ獨乙等ノ醫輩相繼テ防痘ノ功ヲ
稱シテ專ラ之ヲ施セリ此時ニ當テ世間議スル
ル多シロウセムステインガ小兒全書種痘篇曰
千七百二十年(本邦ノ享保五年ニ當リ今ヲ去ルコト百三十一年)有識ノ婦
人マレイ始テ種痘ヲ其二子ニ試ミ其後内科醫
ハスト大ニ之ヲ行フ
近コロ盛ニ行ハルヽ牛痘種法ハ何レノ頃何

『散花新書』（岡山大学医学部医学資料室蔵）

作成年代が判明する「三痘安危弁」と『散花新書』以外にも抱節が作ったと思われる種痘啓蒙のための刷り物が新しく発見された。「難波」とだけ文末に記されたチラシ（養生書）で、そこには種痘後の十か条の養生心得が書かれている。例えば種痘後の食事で厳しく慎まないといけない食べ物として鯛や大根、ニンジン、昆布、びわなどが挙げられ、食べ過ぎや入浴を控えるようになどの注意が記載されている。最後の十条には、

一、痘痂痘痕の鑒定肝要ニ候間、痘ぶた落つ時ハ持参りて小児の診察を受べし、真痘ニ相違なきものハ相済証札相渡し申べし、若仮痘又ハ感不さるものハ幾回も種へ申べし

とあり、種痘が善感《ぜんかん》するまで受け続けるべきこと、牛痘種痘に罹患（真痘《しんとう》）となれば相済証札《あいすみしょう》を渡すことなどが記されている。非常に具体的な内容が記されたこの刷り物も牛痘種痘を受ける人々に向けて刷られたものであろう。

抱節の牛痘種痘への取り組みは、洪庵と同じく、人々への直接の種痘接種という医療行為だけではなく、種痘を行おうとする医師や門人たちへ牛痘苗や種痘技術を伝授し、種痘医を養成して広く牛痘種痘の普及を図ろうとしたことが大きな特徴である。幅広く人材を育成することによって、裾野が広がり、種痘を行う医

師も増加して、その結果牛痘種痘も広まっていく。これにより、岡山や周辺の地域に牛痘種痘が広まっていった。

しかし、抱節の牛痘種痘には足りない点があった。それは、人材は育成しても医師を助ける組織の育成にまでは行動が及ばなかったということである。種痘医が個人で活動するには、資金面や牛痘苗の確保・維持などいろいろな制約が多かった。そのため種痘館や除痘館という組織を作り、牛痘種痘を行っていくということが重要で、大坂や足守の除痘館がその先例と言える。

抱節は、自身の藩家老表小姓侍医という地位や当時すでに確立されていた医師としての名声、さらには多くの門人などを使えば、足守除痘館と同じように金川に除痘館を設立することは可能であったと思われる。

しかし、抱節は自ら出張して種痘を行うなど、自身が医師として活動をしていくことに重きを置いていた面があり、牛痘苗の永続確保や種痘の継続性・広域性を維持する除痘館の発想にまでは至らなかった。抱節のその姿勢は在村医として当然であるのだが、個人の種痘から公衆衛生的な種痘への転換がはかれなかった備前における抱節の種痘は、残念ながら明治期の岡山にその流れを受け渡すことは出来なかったのである。

この抱節が在村医個人の体制で行った種痘が備前地域の特徴である。他に岡山で

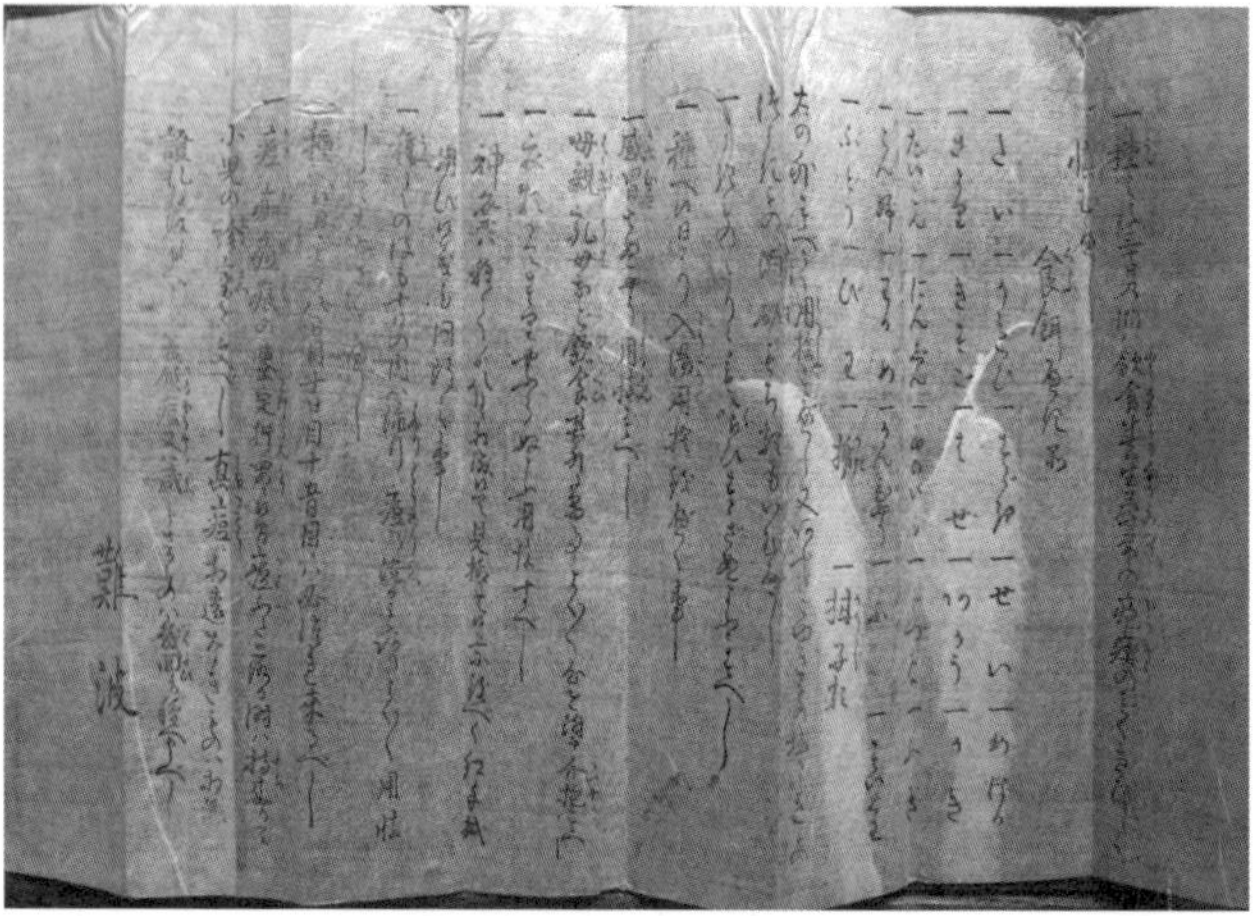

種痘養生チラシ（個人蔵）

は民間の在村医の種痘記録が散見するだけで、領主である岡山藩は江戸期には牛痘種痘に関わることはなかった。

（2）廻村種痘（備中地方）

備中地域の牛痘種痘は、嘉永3年（1850）3月、山鳴弘斎《やまなりこうさい》と小田春斎《しゅんさい》という医師が足守の葵丘城除痘館から牛痘苗の分苗《ぶんびょう》を受け、牛痘種痘を接種するところから始まる。この二人が中心となって行われたのが廻村種痘と呼ばれるものである。

後月《しつき》郡簗瀬《やなせ》村（現井原市芳井町）の在村医山鳴弘斎が、葵丘城除痘館で牛痘種痘を学ぶと、後月郡井原村（現井原市）の在村医小田春斎とともに3月に弘斎の自宅で牛痘種痘を始めた。最初は自宅のある簗瀬村や近隣の村から種痘接種が行われた。

さらには、近隣だけでなく遠方の村からも種痘を受けに来る村人がいた。しかし、遠方の村人にとって種痘接種は厳しいものだった。足守に種痘が伝わったのが1月、そこからまだ2～3カ月での種痘の広がりは特筆すべきであるが、その分、種痘を行える医師の少なさもまた現実であった。だからこそ、種痘技術を持った医師のもとにわざわざ出向かなければならなかった。

当時、一度接種すれば牛痘種痘が完成ではなく、弘斎らの種痘は4回の診察が必要であった。だが、接種や診察のたびに農作業を中止して子どもたちを弘斎がいる簗瀬村まで連れて行かなければならないことは農民にとって非常に負担が大きかった。だから天然痘が流行していない限り、農作業を中止してまで受診することをしなかった人々も多く、このことが牛痘種痘が広まらない原因の一つでもあった。

そこで弘斎と春斎は、牛痘種痘の出張接種を考案する。その仕組みは、まず種痘接種を行う拠点の村を八つ設定する。その村に部屋数の多い家を用意してそれを「療治《りょうち》場」とした。弘斎や春斎は簗瀬村だけでなく、その療治場の村々を定期的に回って牛痘種痘を行うのである。接種を行うときにはその村に4人の医師を配置し、近隣の村の人々が拠点の療治場の村に種痘を受けに行くシステムとした。

たとえば内田村（現小田郡矢掛町）はその周辺の10か村の人々が内田村の療治場に行って種痘接種を受けるということである。その療治場八か村とそれぞれの療治場がカバーする村の数は、

後月郡西江原村（現井原市）10か村
後月郡山野上村（現井原市）5か村
後月郡川相村（現井原市）4か村
後月郡東三原村（現井原市）2か村
小田郡下稲木村（現井原市）9か村
小田郡吉田村（現笠岡市）6か村
小田郡甲怒《こうの》村（現笠岡市）5か村
小田郡内田村（現矢掛町）10か村

であった。このわざわざ遠くまで行かなくても近くの村に種痘医が出張して牛痘種痘を行うシステムが廻村種痘である。

弘斎の廻村種痘には他にも多くの優れた点があった。まずは弘斎たち種痘を行う医師は接種の謝金、特に多額の謝金は受け取らなかった。さらに難渋者には無料で種痘を実施した（無謝儀《むしゃぎ》種痘、または救助種痘）。このことは自分たちの利益よりも種痘を広め、子どもたちの命を救う点に重点を置いた医療活動であり、公衆衛生や社会福祉の観点も含まれている。

さらに種痘を行う療治場については、その建物の借用料や種痘の手伝いの人件費を弘斎と春斎が負担した。これは村や家の持ち主の負担を軽くし、より種痘を広

める目的があったと考えられる。

次の点にも注目したい。それは4人の医師を配置するとしたことである。4人の医師といっても実際に接種技術を持つ種痘医は弘斎と春斎しかいなかったと考えられる。とすれば、4人配置ということは地域や在村の医師たちを2人参加させ、その医師たちに技術を伝授しながら種痘接種を行っていく、つまり、種痘医の育成も兼ねていたと考えられる。

さらに弘斎の廻村種痘で特筆すべきことは、藩代官との協力である。自分たちだけで牛痘種痘を行おうとするとそこには多くの困難が待っていることは容易に想像された。特に接種されると牛になると言った誤解や偏見が大きく立ちふさがった。そこで弘斎の父、山鳴大年《やまなりだいねん》が「種痘廻村心得書」という計画書を作製し、それを一橋《ひとつばし》領西江陣屋の代官に提出した。当時の代官友山勝次はこの計画に非常に理解を示し、各村の村役人に牛痘種痘が差し支えなく行えるように推薦状を書くとともに、多くの村民にももらさず説明するように、早く廻状を廻して種痘を実施するよう促している。

牛痘種痘を広めるために、在村種痘医が計画を立て、それを為政者《いせいしゃ》側、行政側が認めて後押しをした。つまり藩領側の協力を得て牛痘種痘が行われようとしたのである。在村種痘医が自分だけで勝手にやったわけではなく、藩領の後押しを受けているところがこの地域の牛痘種痘の特徴と言える。

しかし、結果としてはこの廻村種痘は成功しなかった。山鳴家文書「種痘廻村につき廻状下書」(『井原市芳井町史史料編』)には廻村種痘の経緯が記されている。それによると、嘉永3年春から種痘廻村を甲努村・下稲木村で始め、5月から7月までは治療を休んだ。8月から村々で廻村種痘をして、11月には西江原村で出張種痘をした。雪や寒さ、正月の煩雑《はんざつ》などで接種を受ける人が「難渋《なんじゅう》」をし始め、種を絶やさぬように牛痘苗を取るだけで越年《えつねん》となった。

翌嘉永4年は3月ごろまでは順調であったが、麦の刈り取りが早くなるなどして「治療人難渋ニ相成」となり、「折角廻村仕候而も無詮同様之事ニ相成可申候間」と種痘廻村が上手くいっていないことを嘆いている。そして甲努村・下稲木村の出張は取り止め、西江原村で治療を行い、甲努村・下稲木村での種痘を希望する人は西江原村まで来て接種するように変更をしている。この時点で当初の廻村種痘の目的は失われたのである。それでも、「尤遠方来候者難渋之儀ニ候間、種痘人三百人已上も有之候御村方も候得ハ御座候得ハ操合セ一日出張いたし候様ニも可仕候間、御含置被下候」として、遠くから来るため難渋な人や3百人以上が種痘を受けるような村は一日出張で出かけていくこともできると含みを持たしている。

当時の村人たちに種痘の重要性や理解

度が足りなかったのか、八か村を拠点としたシステムでもまだ遠かったのか、それとも性急すぎて弘斎たちの思いと村々の農作業の暦など受け入れ態勢が合致しなかったのか、いずれにしても無謝儀で廻村し、広く牛痘種痘を接種していくという当初の目的は挫折した。時代を先取りする優れたシステムとして人々に受け入れられるにはまだ早すぎたのかもしれない。

しかし、全てが失敗とは言い切れない面もある。弘斎・春斎とともに種痘接種を行った医師たちは種痘技術を学び、牛痘種痘はこの地域に着実に広がっていった。種痘技術を持つ種痘医の育成という点では廻村種痘は大きな意味があったと考えられる。

優れたシステムの導入、そしてその中に藩領（行政側）の協力があった、これが備中の牛痘種痘の特徴と言える。

（3）作州除痘館（美作地方）

最後は津山を中心とした美作地域である。美作の牛痘種痘を見る前に、触れておかなければならない種痘接種がある。それは津山藩医宇田川《うだがわ》興斎《こうさい》によって行われた津山藩江戸藩邸での牛痘種痘である。

宇田川興斎（文政4年（1821）～明治20年（1887））は江戸詰《えどつめ》の津山藩医で、彼が作製したと考えられる「引痘録」によると、嘉永2年から元治元年（1864）までの337件の牛痘種痘の接種が記録されている。その中には津山藩松平家第七代藩主斉孝《なりたか》や八代藩主斉民《なりたみ》の子どもたちも含まれている。

田中美穂氏の調査によると、「引痘録」の最初の種痘接種は嘉永2年（1849）12月23日、男児3歳で無事善感している。モーニケによって日本で牛痘種痘が成功すると、京都から大坂に牛痘種痘が伝播した。一方で、佐賀藩主鍋島直正が江戸に牛痘苗を持ちこみ、佐賀藩医伊東玄朴《げんぼく》が江戸で種痘接種を行ったのが11月、そのわずか1カ月後に津山藩邸で牛痘種痘が行われたことになる。興斎が誰から牛痘苗を分苗されたのかは判明していないが、洪庵が足守で牛痘種痘を行うよりも1カ月前に津山藩医の宇田川興斎が江戸で種痘を行っていたのである。

嘉永5年（1852）9月24日には藩主斉孝の子済三郎が接種を受け善感、褒美《ほうび》を受けている。その後も藩主の子どもが種痘接種を受けていくとともに、元治元年（1864）には津山種痘館に行き種痘を接種している。

「引痘録」には乳児から15歳までの男女が接種を受け、その多くが善感していることが記録されている。津山藩医宇田川興斎の江戸での種痘は藩主の子息にも接種していることから、どこまで藩のバックアップがあったかについては分からないが、藩が牛痘種痘を認めた、藩の公認であったことは間違いない。主に江戸での事例であるが、岡山の種痘として特記すべき事例である。
藩主が自身の子どもにまでも牛痘種痘の接種を認めるほど、斉孝以降の津山藩松平家は開明的で、洋学の奨励や洋学者の保護・育成などに理解を示した。その結果、箕作家や宇田川家など優れた洋学者を輩出し、現在では津山洋学と称される。

津山での牛痘種痘の伝播もやはり藩医が最初である。嘉永3年（1850）2月、津山藩医野上《のがみ》玄博《げんぱく》は足守の葵丘城除痘館で種痘術を学ぶとともに牛痘苗の分苗を受けた。この時の玄博宛洪庵の分苗免状が残されている。津山に戻った玄博は、すぐに牛痘種痘を開始した。「野上氏」と記された種痘のパンフレットが残されて

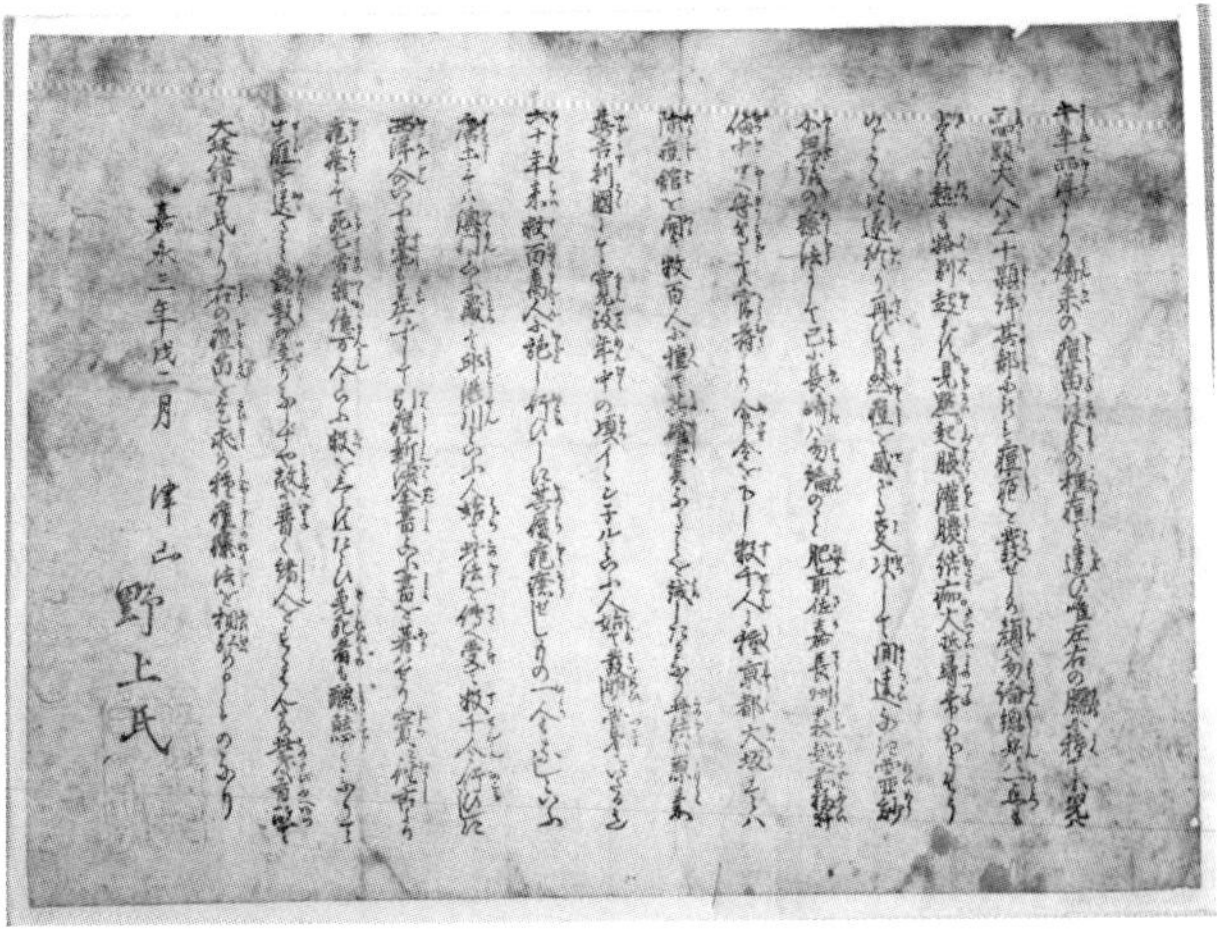

種痘パンフレット（津山洋学資料館蔵）

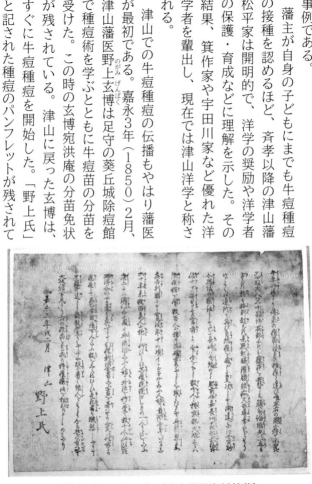

おり、そこには「大坂緒方氏より右の痘苗を乞求め種痘療法を相弘め申すものなり」と記載されている。

　ただし、この時点では藩医ではあるが、あくまで玄博個人の在村種痘医としての接種であった。

　津山での牛痘種痘が大きく動くのは10年後の万延元年（1860）3月、同じく藩医の丸尾玄俊《げんしゅん》、久原洪哉《こうさい》、野上玄雄《げんゆう》、野上玄瑞《げんずい》（玄博の長男）の4人が連名で藩に種痘館設立の申し出をしたことからである。その内容は、これまで4人は牛痘種痘の活動を行って効果も挙げてきたが、困難も多かった、特に牛痘苗の維持確保が難しい。そこで種痘館を設立し牛痘種痘を行っていくので、藩も協力して欲しいということである。この申し出を受けて、藩も直ちに許可をし、大目付《おおめつけ》からの達しで町奉行と郡代から触れを出した。

（前略）今般左之面々大坂種痘館ヨリ正苗貰受二階町山本屋周右衛門宅ニおいて諸事厳重ニ種痘いたし遺候筈ニ候間種痘望之ものハ誰人によらず勝手次第右場所へ痘児連参り種痘致貰ひ可申（後略）

（『津山市史第五巻近世Ⅲ』より引用）

　これにより、在村種痘医である藩医たちが藩の協力を得て牛痘種痘に取り組む体制が整ったのである。この藩公認の作州種痘館は、岡山県内で葵丘城除痘館に次ぐ古さで、作州種痘館名の「種痘中心

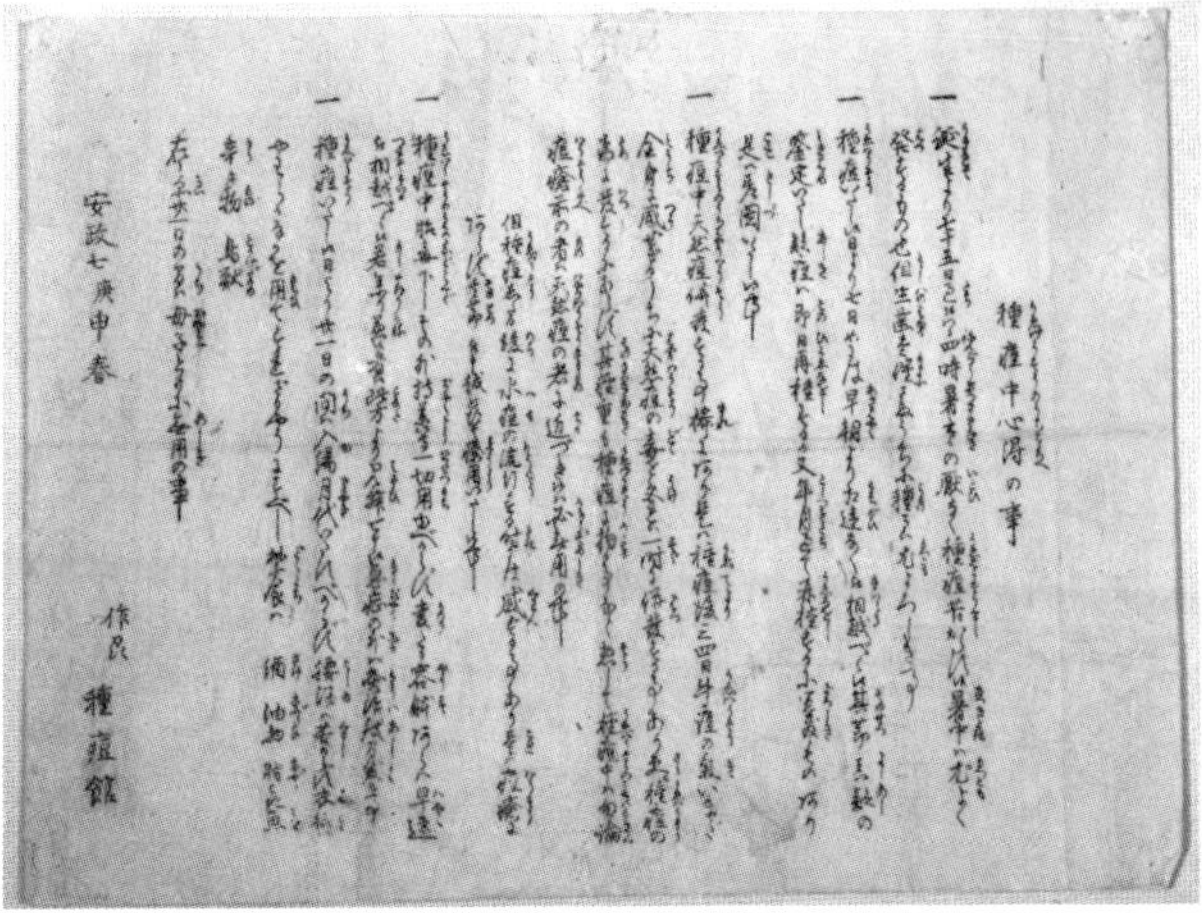
種痘中心得の事

安政七庚申春

種痘館

種痘中心得事（津山洋学資料館蔵）

得の事」という種痘の注意喚起となるパンフレットを刷ったり、種痘館で痘苗が絶えたときも洪庵の大坂除痘館に分苗を依頼したりと、作州での牛痘種痘の中心的な役割を果たしたものと考えられる。

宇田川興斎の江戸津山藩邸での藩主の子どもも含めた種痘接種、藩医の野上玄博の足守除痘館からの分苗、そして丸尾や久原ら４人の藩医の作州種痘館設置と藩の公認という美作の種痘の事例を考えると、牛痘種痘に対して津山藩が理解を示しただけでなく、藩と藩医でもある在村種痘医との協力関係が構築され、実際に種痘接種が行われたということが重要であろう。洋学受容の風土があり、在村医だけでなく藩側にも牛痘種痘についての理解が進んでいたことがその大きな理由の一つであり、美作は岡山で最も牛痘種痘が進んだ地域となった。

（4）種痘書など

それでは当時の種痘はどのように行われていたのだろうか。

岡山大学医学部医学資料室には実際に使われた種痘のメス（種痘針）が残されている。戦後ぐらいまでは、ナイフで皮膚に十文字に傷をつけてから種痘されたと記憶している人もいる。

当時は人から人に牛痘苗をうえていく方法が取られることが多かった。そのため、罹患している痘児の確保が大切で、牛痘接種は受けても、採取されるのを嫌がる親もいたという。また、接種を受けても接種児の個人差によって、発症しなかったり、のちに採取できにくい牛痘になってしまう問題もあって、牛痘苗が途切れることが常に危惧された。痘苗の確保というのは深刻かつ重要な課題であったのである。

そういった種痘の理論や方法、診断方法、種痘に使用する道具などがいわゆる種痘書に記され、多くの種痘書がこの後出版されていく。しかし、その種痘書を読んだだけで、実際に種痘の技術を習得し、牛痘種痘を実践することができるのかという疑問がある。そしてそれは当然、種痘医による接種技術や診断の格差が現れることにつながっていく。種痘書の普及がかえって技能の未熟な種痘医や偽種痘医を生み出すことにもつながっていく可能性もあったのである。

また、啓発のためのチラシなども配られた。一般の庶民が牛痘をうえつける牛痘種痘についてなかなか理解しにくいのは当然かもしれない。最新の医療技術である牛痘種痘への抵抗はかなりあったようで、それを克服するために、庶民向けのチラシなどが作られ配布されたのである。山鳴弘斎が作成した「種痘養生心得書」(45頁写真参照) には、「今春緒方先生足守に下り千五百余人に施されしに一人もあやまち無」と書いて安全性や種痘の普及について触れて安心安全をアピールするだけでなく、食べてはいけないものの一覧なども併せて記載されている。すんなりと受け入れられるのではなく、このようなものを配って庶民を啓蒙していかないと、なかなか種痘が広がらなかったのである。

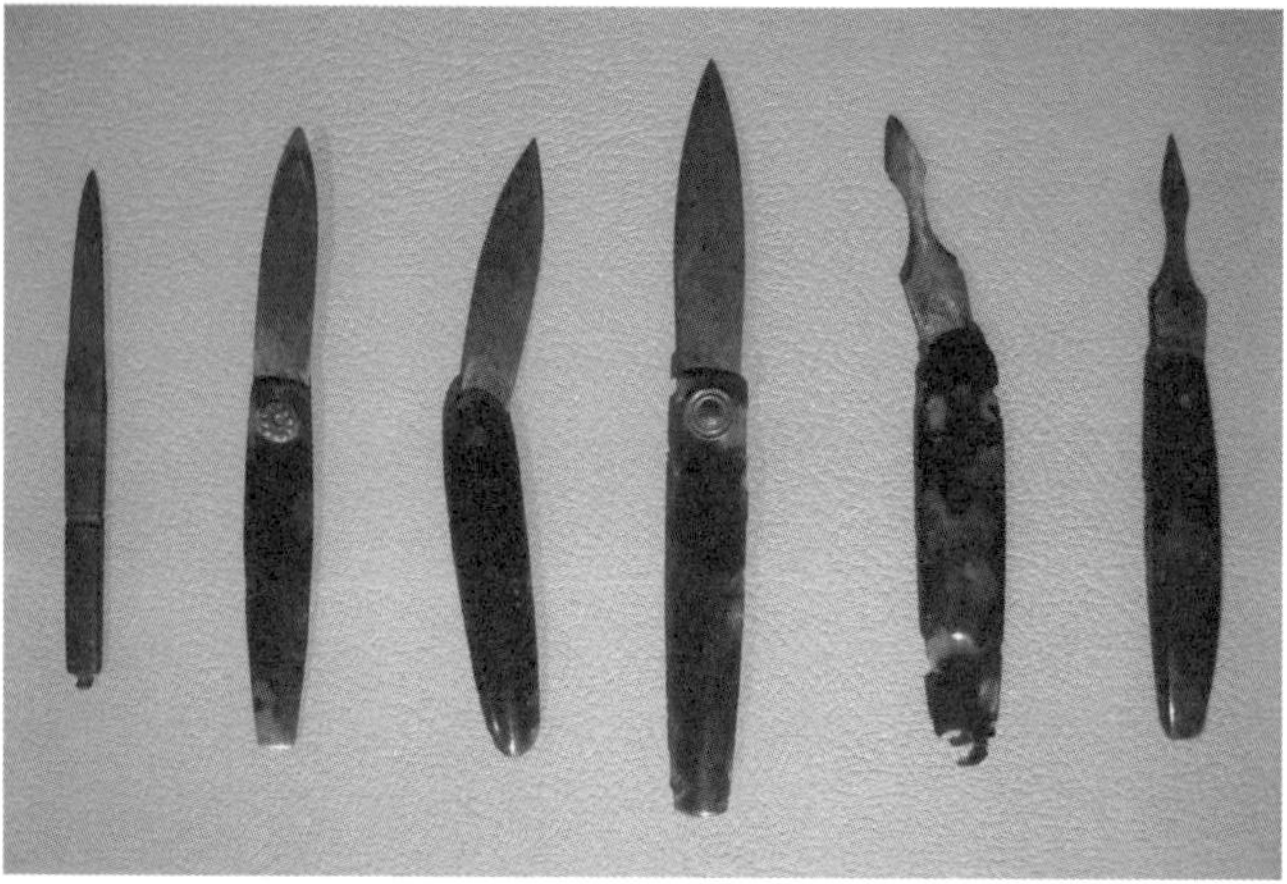

種痘用のメス（種痘針）（岡山大学医学部医学資料室蔵）

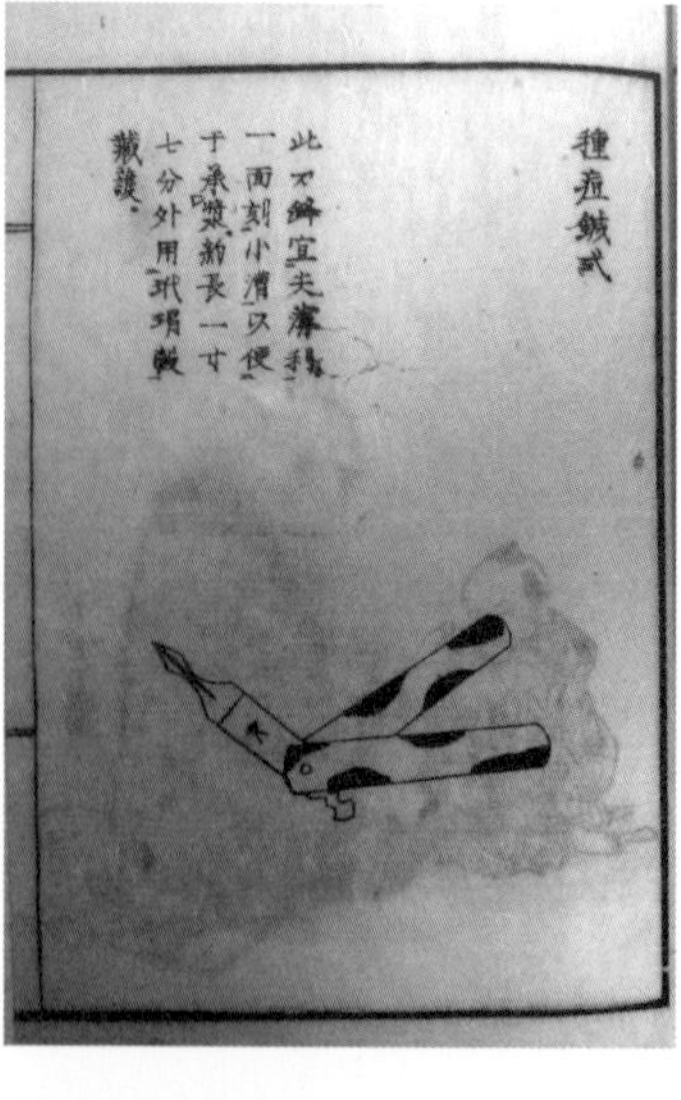

『散花新書』に描かれた
種痘用のメス（種痘針）の図
（岡山大学医学部医学資料室蔵）

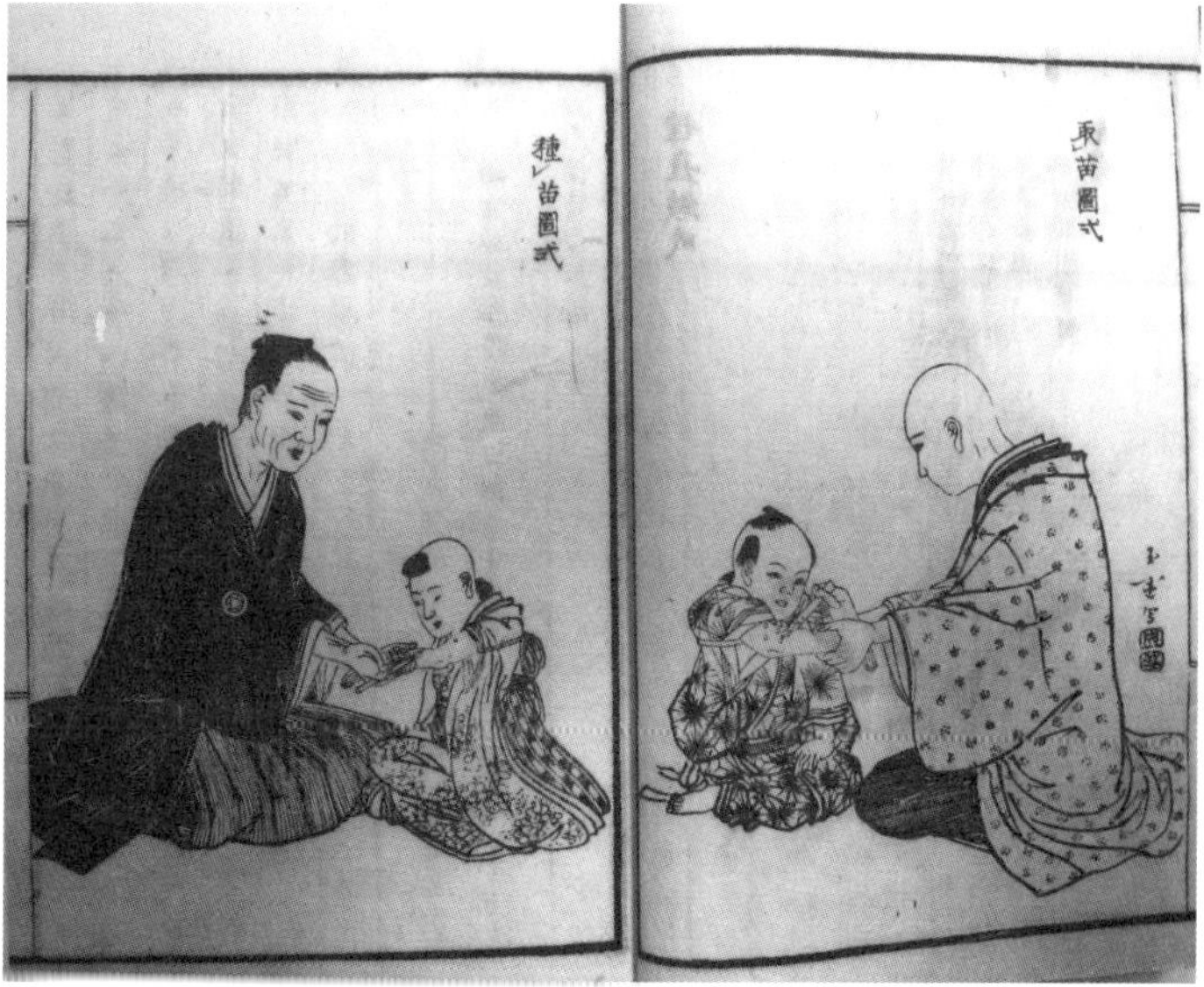

『散花新書』（岡山大学医学部医学資料室蔵）

種痘の様子が描かれている。右のページは牛痘に罹っている痘児から牛痘苗を採取している様子であり、左のページはその採取された牛痘苗を別の児に接種している様子が描かれている。

第5章　牛痘種痘の普及

（1）岡山の在村《ざいそん》種痘医の格差

ここまでは備前・備中・美作地域におけるそれぞれの種痘の広がりについて見てきた。ここからは種痘に取り組んでいった種痘医にスポットをあてて、岡山における種痘の普及についてその流れを追ってみたい。

緒方洪庵は大坂から岡山に牛痘種痘を持ち込み除痘館を開設して、人々に接種を行い、医師たちに牛痘種痘の技術と痘苗を伝えた。洪庵はいうならば岡山の種痘の先駆者と呼ぶことができる。洪庵のように岡山に牛痘種痘を持ち込んだ医師を岡山における第一世代の種痘医とする。

その洪庵に除痘館で直接学び、それぞれ自分の地域に種痘を広めていった開拓者である在村種痘医たち、例えば難波抱節や山鳴弘斎、野上玄博らを第二世代の種痘医とする。前章までは第二世代の種痘医について述べた。次は第三世代の種痘医、つまり第二世代の種痘医に学んだ医師や師がわからない医師、あるいは独学で学んだと思われる医師たちなどの活動を見ていく。

第一・第二世代の種痘医の活動により、牛痘種痘の広がりという成果は挙がりつつあった。しかし、種痘を行う側にとって牛痘接種は決して簡単な医療ではなく、むしろ難しい医療行為であった。とすれば、その医師がきちんと牛痘苗を接種できるか、その後の経過を正しく診察できるかなどの種痘技術や種痘の知識が正確に獲得できているのか、どれくらいの医療水準なのかが大きな問題となる。実は当時、未熟なままの種痘医や偽種痘医も存在していたことは既に前述した。さらには、牛痘種痘を接種して高額な種痘料を取る悪徳医師までいた。

こういった種痘技術の格差のほかに、ワクチンである牛痘苗の確保も難しい問題であった。その牛痘苗が果たして活きているのか、痘児から未痘児にうつしている間に、あるいは牛痘苗の保管状態によって、その品質に差が出てくることもあり、接種しても効果が現れない子もいた。もちろん、現在のように冷蔵庫や保管施設があったわけではないので、容易に牛痘苗は効果がなくなっていった。こういった牛痘苗の確保に関する課題も起こっている。これら種痘技術の獲得・格差と牛痘苗の確保という課題を第三世代の種痘医たちが受け継いでいったのである。

第三世代の種痘医は洪庵から数えて孫弟子や曾孫弟子の医師たちである。この世代になると、牛痘種痘は特別な医療ではなくなっていく。子どもたちの命を救おう、種痘を岡山に導入しようと高い志を持って行動した洪庵や抱節とは異なり、種痘は難しい技術は必要だが、最先端の医療ではなく、人々にも広まり、種痘本などの専門書も出版され、身近にも接種をした児が存在するなど一般的な医療となっていく。牛痘種痘を専門にするというのではなく、種痘もするけど他の治療も並行して行うという医師も登場する。つまり医師の診療分野の一つとなり、牛痘種痘が患者を獲得していく一つの手段となることもあった。あそこのお医者さんに種痘をやってもらったから、他の病気でもあのお医者さんに診てもらおう、そういった患者心理が働くのはある意味当然のことと言える。

また牛痘苗に関しても、きちんと活きた状態で保管する、あるいは必要な接種量の痘苗を維持する、こういったことが難しかったことは既に述べたが、特に岡山などは藩の理解や協力が得られたわけでも除痘館を設置したわけでもないので、種痘医個人や仲間の医師たちでの痘苗管理や維持が必要であった。そういった状況の中で、抱節や弘斎の弟子たちはいろいろな地域でそれぞれに牛痘種痘に取り組んでいくのである。

（2）旧邑久郡北地村の中島友玄《ゆうげん》

旧邑久郡北地村（現瀬戸内市邑久町北島）の中島友玄（文化5年（1808）〜明治9年（1876））は、代々北地村で開業してきた在村医である。友玄が医家四代目、中島家は本道（漢方医用語で内科）の他に、産婦人科や鍼灸《しんきゅう》の診察も行い、中島家の家伝薬も販売するなど、地域の総合医療センター的な役割を果たしていた。中島家が残した近世から近代にかけての医学資料群は現在、中島醫家資料館に収蔵されている。

その中に、日本に種痘が伝わった5年後の嘉永7年＝安政元年（1854）に、友玄が開業地である自宅で種痘を行った記録が残されている。

そこには、謝儀についても記録されている。年によって大きく差があり、例えば最初の嘉永7年では1件あたり約5匁、一番安い年が安政4年前半の約1・1匁、一番高い年が文久2年（1862）の約7・2匁である。これらのことから一定の謝儀金額が決まっていたわけではなく、謝儀の値段の相場が変動したり、謝儀をもらう患者ともらわなかった患者がいたり

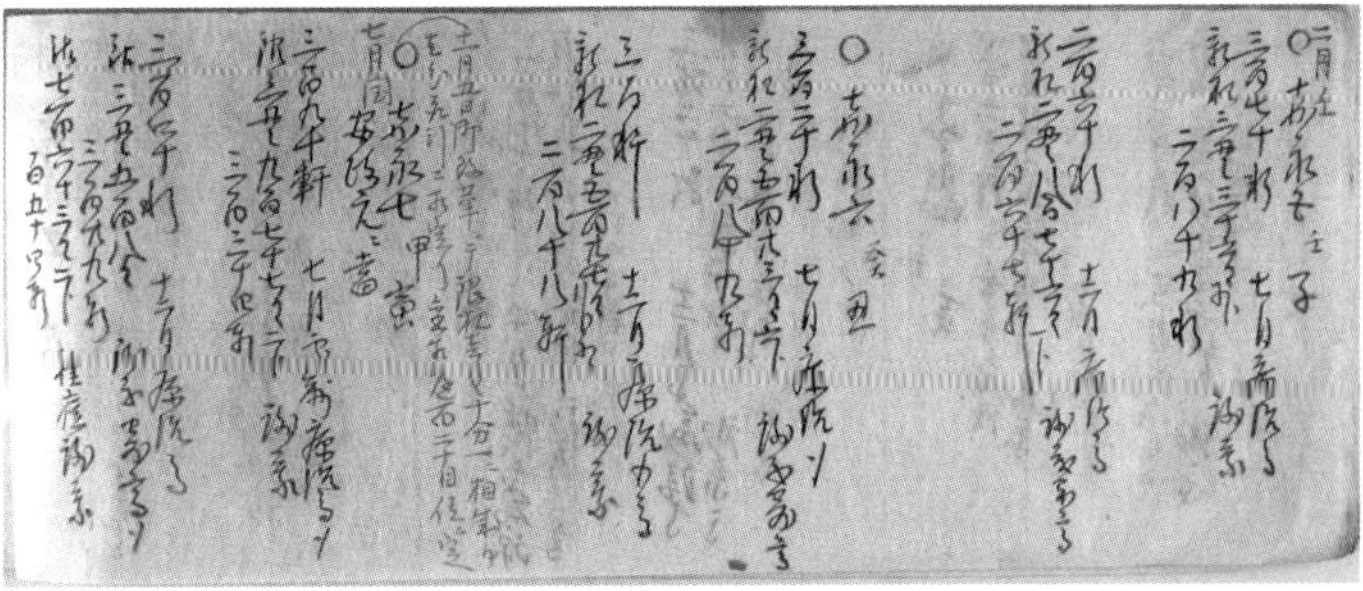

「配剤謝儀受納留記」の種痘接種記録（中島醫家資料館蔵）

嘉永7年に154件の種痘を行ったお礼（謝儀）として銀763匁2分を友玄がもらっている。この後も元治元年（1864）の124件まで、延べ1391件の種痘接種を行った記録が残されている。この1391件がそのまま種痘接種人数なのか、それとも接種回数なのかは不明だが、友玄が牛痘種痘を行っていたことは確実である。

したと考えられる。

この牛痘種痘を行った友玄がどこで誰から種痘技術を学んだのか、どこから痘苗を手に入れたのかについてはわかっていない。のちの明治8年（1875）に友玄が岡山県公認の種痘医になるため自分で記した履歴書には、師とする医師の名前が記されている。その医師は抱節の弟子と伝わる医師であり、それが正しければ友玄は抱節の孫弟子の種痘医となる。

しかし、友玄が記した「種痘諸事留」という記録に「師家無之候ニ付」として自分には種痘の師がいないと書いており、実際に友玄の師とされる医師は抱節側にも友玄側にも彼に関する記録が残っていない。本当に誰かから正式に学んだのであれば、その師の名をきちんと掲載すればいいはずであるがそれをしていない。つまり、友玄が種痘医になるための手続きとして師が必要なため、ただ名前を借りただけと思われる。

では友玄は、実際に誰から種痘技術を学んだのか、名前が明かせない人物から学んだのか、あるいは種痘書などによって独学で学んだのか、現時点では不明である。しかし、その友玄が種痘接種を行うことができ、種痘料も受け取っているのである。

さらに友玄は、明治維新の前年慶応3年（1867）に、地元邑久郡邑久町近辺の医師たちと医師会のような集まり（社中）を作り、その医師会が神崎種痘館を

設立し、地元ではなく邑久郡南部で種痘事業を行おうと計画する。その時の種痘館設置願に名を連ねた医師は、

富田　俊民
佐井田　俊輔
大富　良唯
鶴海　立柄
尻海　脩輔
飯井　俊冶
分田　小山良助
車　河野伯淳
牛文　島　祥哉
佐井田　桜井祥元
尾張　横山憲章
上笠加　戸田元周

福岡　平井秀策
福元　黒田立琢
　　　松原陽省
　　　額田太仲
　　　中島友玄

の17名である。当時の邑久郡は南北に3つの地域に分けた。現在の瀬戸内市長船町を中心とした北部、現在の瀬戸内市邑久町を中心とした中部の山北地域、そして現在の岡山市山南地域を中心とした南部である。この17名のうち、地名が記された14名の地域を見てみると、全員が北部（長船）と、山北と呼ばれた中部の地域の医師であり、実際友玄の開業地北地村も山北であった。しかし、友玄らは山

『種痘諸事留』（中島醫家資料館蔵）

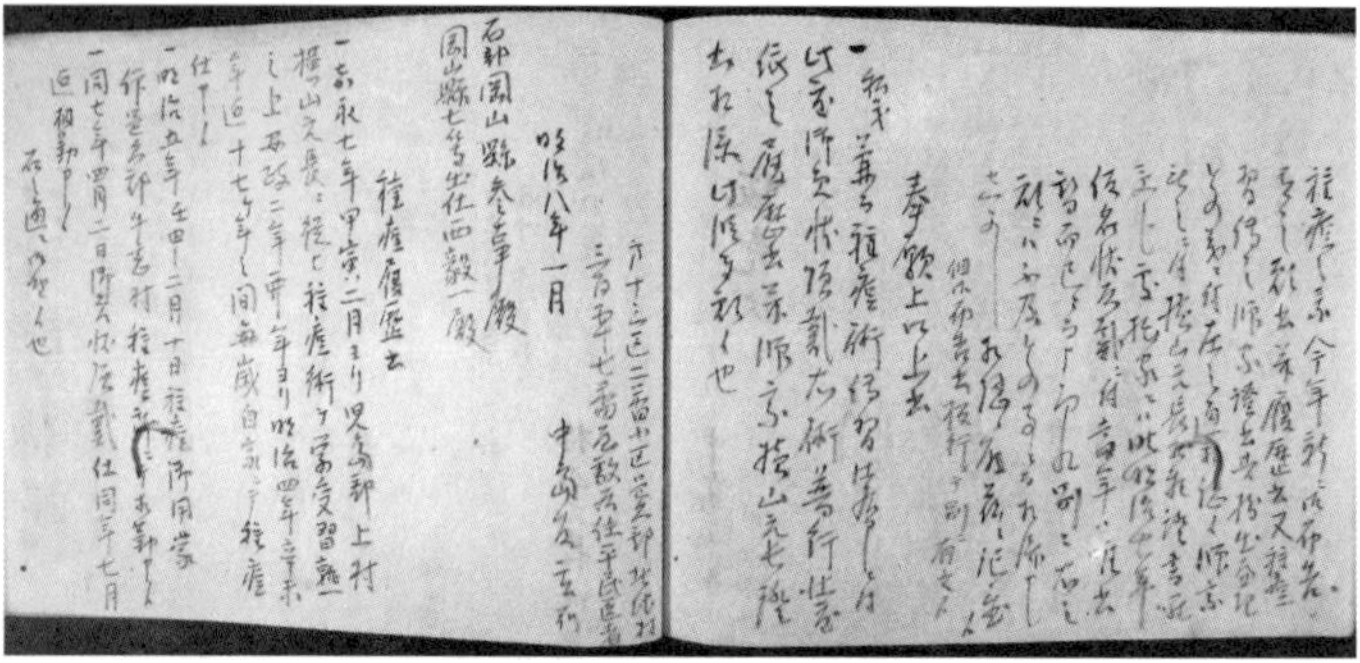

明治８年（1875）の友玄に師がいないという記録

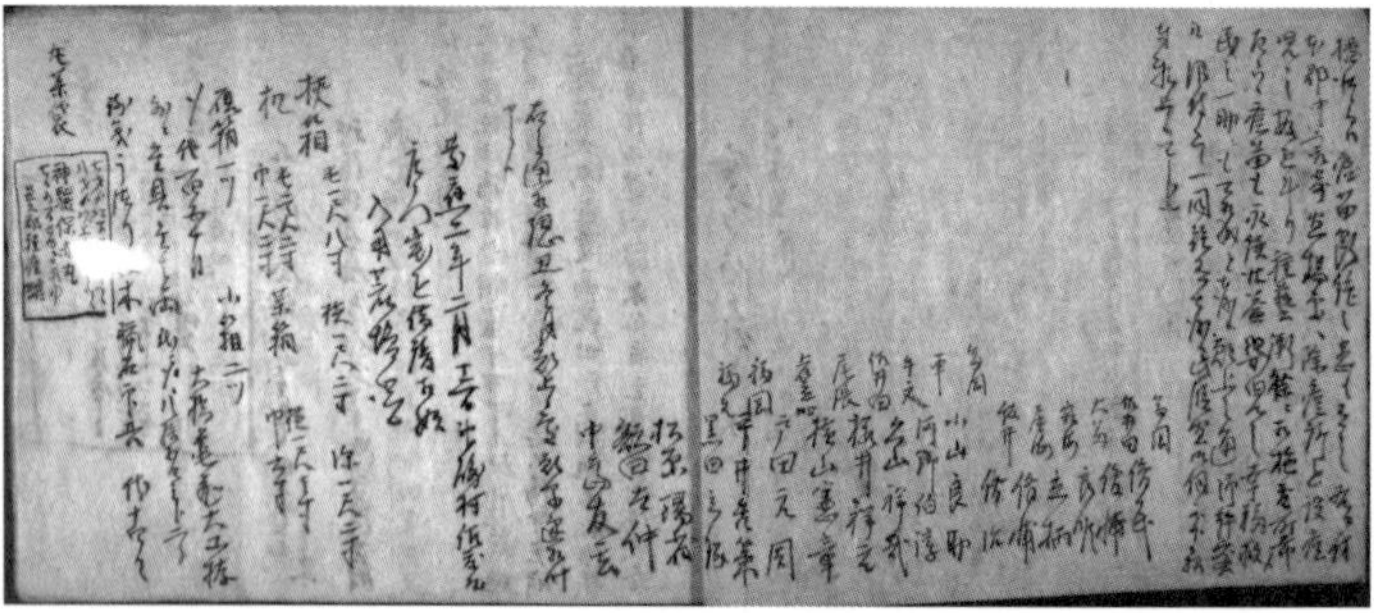

種痘館設置願に名を連ねた医師の記録

南地域に種痘館を設置したのである。種痘館の設置場所については社中のなかでも議論があり、最初は別の場所が候補地だったようであるが、結局友玄が押し切る形で神崎に決定した。

しかしそうすると友玄たちが地元山南地域の医師らと対立することは目に見えている。山南の医師たちは自分たちの診療圏が冒されたとして、苦情を友玄のもとに寄せるなど、医師間の対立が激化した。

その一方で友玄は、開館の翌年に、自分が中心となって運営してきた神崎種痘館からの脱退を仲間に願い出る。その理由は、神崎種痘館で種痘を続けている間に、現在の岡山市東区西大寺の医師が種痘を行っており、友玄の開業地の患者がそちらで種痘を受け、そのまま患者ごと奪われてしまう、だから神崎種痘館ではなく、地元でも種痘を行いたいというのが理由である。

種痘館の中心的な存在であった友玄の脱退は社中の仲間には認められなかったが、友玄は許可を得ずに強引に抜けて地元で種痘接種を再開する。友玄は自ら他の地域で種痘館を開きながら、自分の患者が奪われる危機感を持つと、それには抵抗して地元に戻り種痘を行う、つまり牛痘種痘が患者獲得の一手段として行われていたことを示す事例だと言える。

友玄の行動は第一・第二世代の種痘医たちと考え方や種痘に対する思いが変

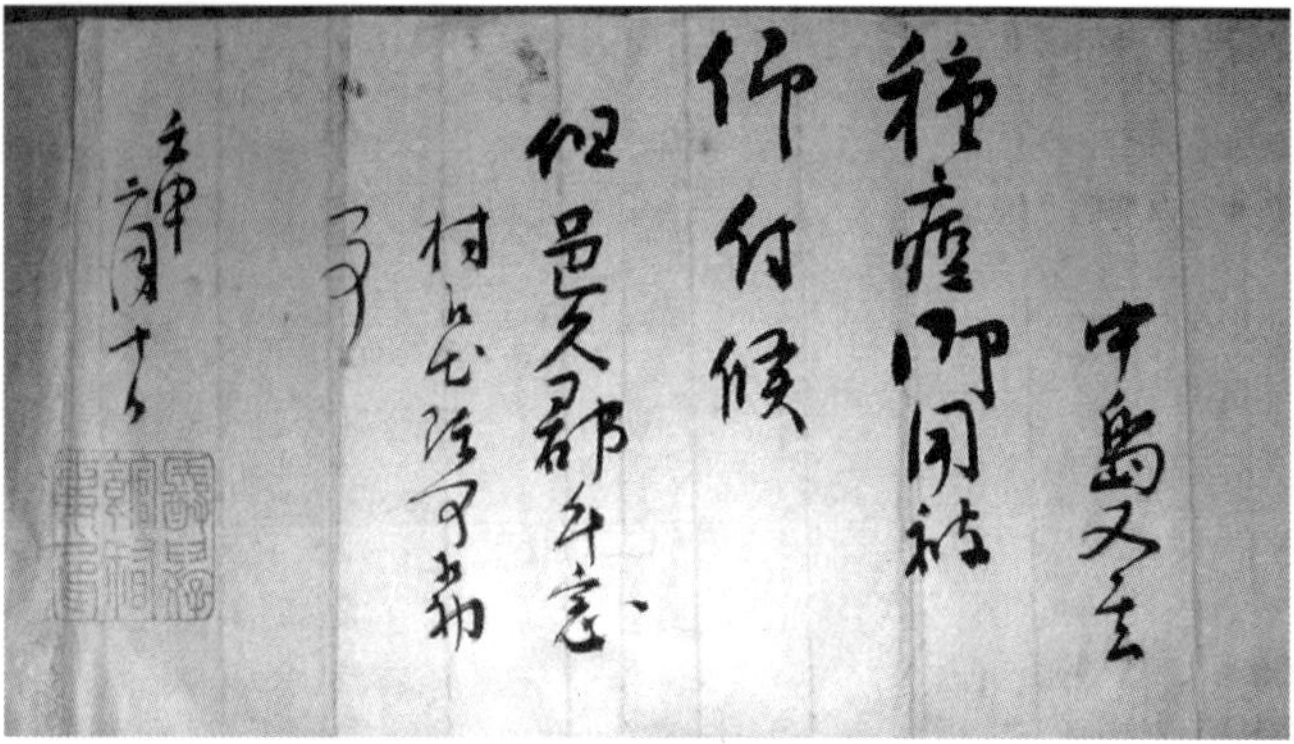

中島友玄の種痘御用免状（明治７年（1874））
（中島醫家資料館蔵）

わってきていることが読み取れる。

友玄はその後も種痘接種を続け、明治７年（１８７４）には岡山県の種痘医員の免許を受けている。そして亡くなる明治９年（１８７６）には、後述する救助種痘医にも名を連ねている。師の不在や神崎種痘館でのトラブルなど紆余曲折はあったが、友玄が最後まで牛痘種痘に関わり続けた在村種痘医であったことは確かである。

（3） 神崎種痘館

中島友玄らが設立した神崎種痘館は、現在確認されるところで葵丘城除痘館（足守）、作州種痘館（津山）に次いで県下３館目である。葵丘城除痘館も作州種痘館もその運営など詳しいことは分かっていない。神崎種痘館も詳細は不明であるが、「種痘諸事留」に記載された内容でその一端をうかがうことができる。

　種痘館は慶応2年（1866）2月12日、山南地区の神崎村佐渡屋庄右衛門宅を借り受けて開始した。始めるにあたって用意されたものは挟《はさ》み箱・机・硯《すずり》箱・薬箱などわずかなもので、開館にあたって大掛かりな改装などを行ったわけではないようである。

　開館したときに書かれた種痘館開設の目的や意義などについても記されている。

開種痘館序夫牛痘種法伝於吾朝蓋十有五
年其妙無極施之易而軽無復有再感家人不
労意不傷神実済世之徳莫大焉無貴焉然世
俗之固執未敢信其徳春間徒有随閑隙来乞
者至夏暑休秋冬無復乞故終其菌而難復得
医家常咨嗟而已往歳子丑之間痘大行嬰児
之命易者十隕一二険者至七八種痘之為徳
也十全十其妙彰明矣於是衆人感悟始歓始
悔始留意者亦尠也是歳慶応二丙寅春有蒙
聖君之尊命是吾郡邑久界内経営館等痘児
之多少衆医交代四時循々而施之也是以終
得無失苗之憂矣豈非万民之洪福哉嗚呼聖
君之鴻恩何以報之我輩楼骨謹莫永諼云尓

上巳後一日　題神崎種痘館

藤原庄　中島玄之

　牛痘種痘が伝来して十数年、医師たちが痘苗の維持などに苦労しながら種痘を行うも、天然痘が流行すると種痘を受けていない子は命を落とす子もいた、だから邑久郡内で種痘館を設置し、痘児の確保をしながら痘苗を維持していくことが目的であると書かれている。種痘館設置の最大の目的である牛痘苗の維持と確保がきちんと述べられている。

　また「種痘諸事留」には、接種後処方される薬についても述べられている。神験保赤丸は7歳以下が5粒、8歳以上が10粒、7日間白湯にて飲むと書いている。

　そして、要券と記載されている種痘接種後の種痘済証明書の案文も記載されている。

　種痘要券

杏林集社中向後再感不致事請合申候、
若疱瘡等似まぎらわしき瘡を発し候ハ
早々御出可被成候、見分可申候

今後、天然痘に感染することはない、もしまぎらわしき瘡を発症する子がいれば、すぐに見分けが可能であると書かれている。さらには追加で、何村何兵衛の小児何歳に飲ませ、何月何日に診察するという一文を書き込ませる部分もあり、この板木の代金まで記されている。

　当時の種痘館の様子が垣間見られるが、神崎種痘館が友玄の抜けた後、いつまで運営されたのかについてはわかっていない。ただ次で述べる平井家の史料から、明治2年頃までは存続していたのではな

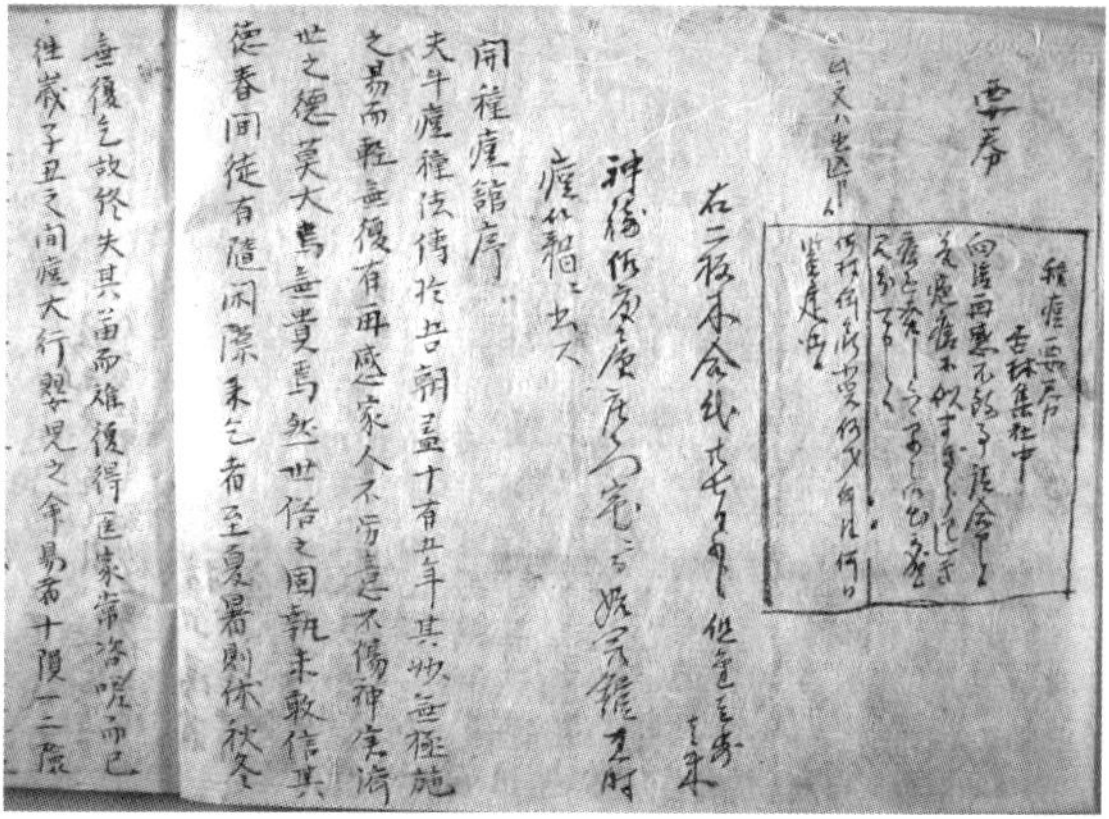

「種痘諸事留」の中の種痘館設置目的などが記された箇所
（中島醫家資料館蔵）

いかと思われる。

(4) 旧邑久郡福岡村の平井秀策《ひらいしゅうさく》

旧邑久郡福岡村（現瀬戸内市長船町福岡）の医家平井秀策（文化14年（1817）～明治10年（1877））は、神崎種痘館設立願にも名を連ねている在村医である。平井家もまた、秀策やその子武策などが医師として活躍し、多くの近世～近代医学資料群が子孫の家には残されている。

秀策は和気郡北方村（現備前市吉永町岩崎）の赤石《あかし》退蔵に内科を、京都の高階《たかしな》清介に外科を学び、備前福岡で開業した。秀策もまた、種痘技術を誰から学んだのか、師が判明していないが、明治4年（1871）には、岡山藩医学館から種痘医の免許を受け、旧邑久郡牛文村での種痘を命じられるなど、在村の種痘医として医療に当たっていた。また、秀策は友玄が種痘館から手を引いた後、神崎種痘館を中心的に運営していたと思われる。

同じく明治2年（1869）の種痘簿が残されている。現存する種痘簿は明治2年3月9日～4月7日のおよそ1カ月分だけであるが、明治新政府が公衆衛生としての種痘政策を整える以前の記録として大変貴重なデータである。

そこに記載された人数は合計61名、父親の名前や接種児の年齢・性別、全員ではないが住所なども記されている。男女比は男子39名、女子22名で男子が女子の1・5倍多い。年齢は多い順に、3歳（26

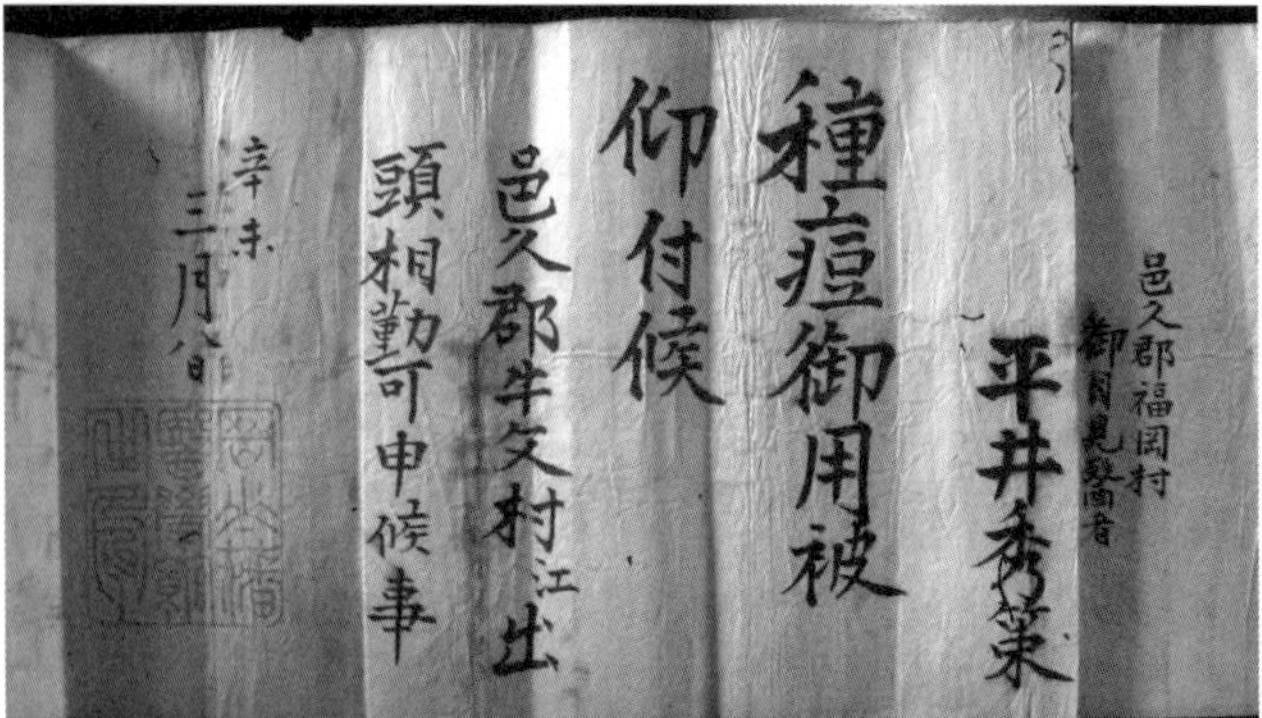

平井秀策の種痘御用免状（明治４年（1871））
（個人蔵）

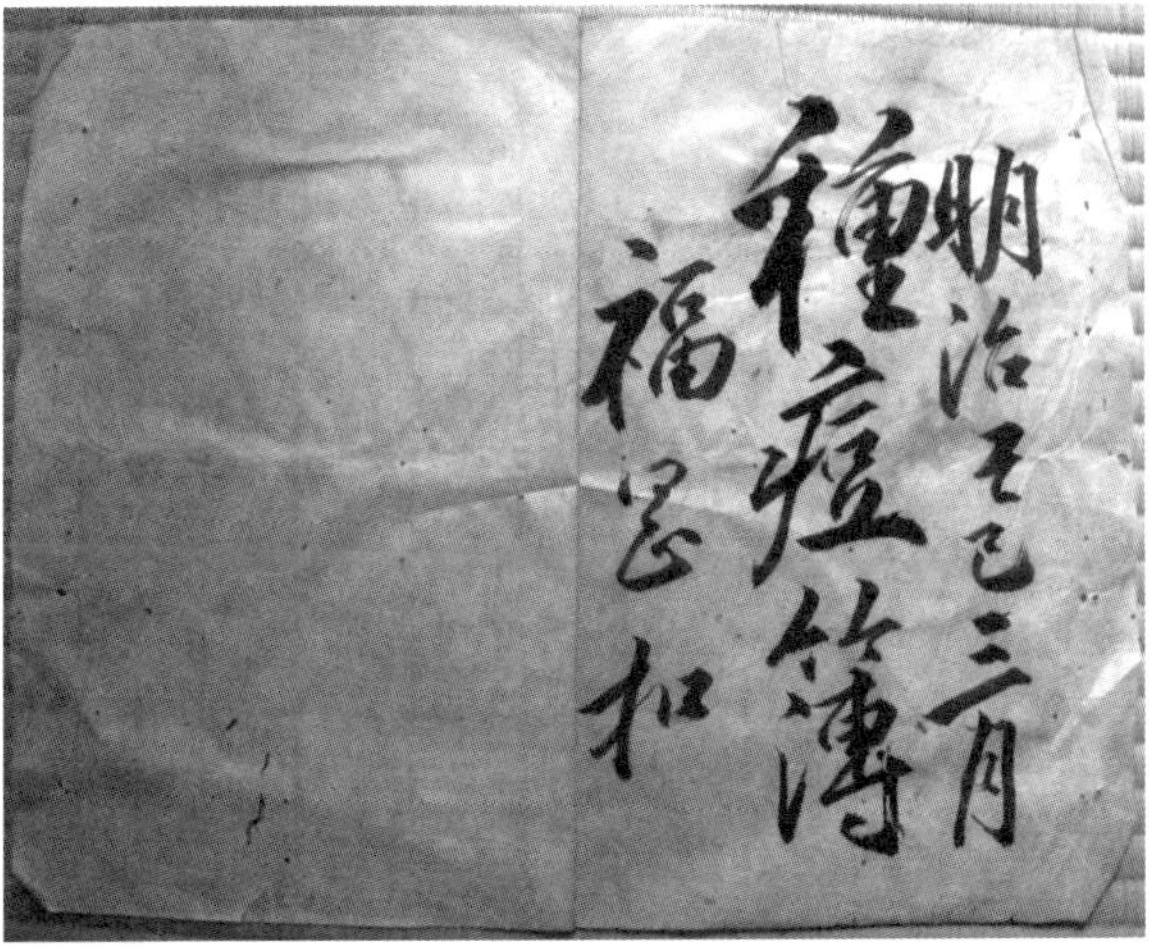

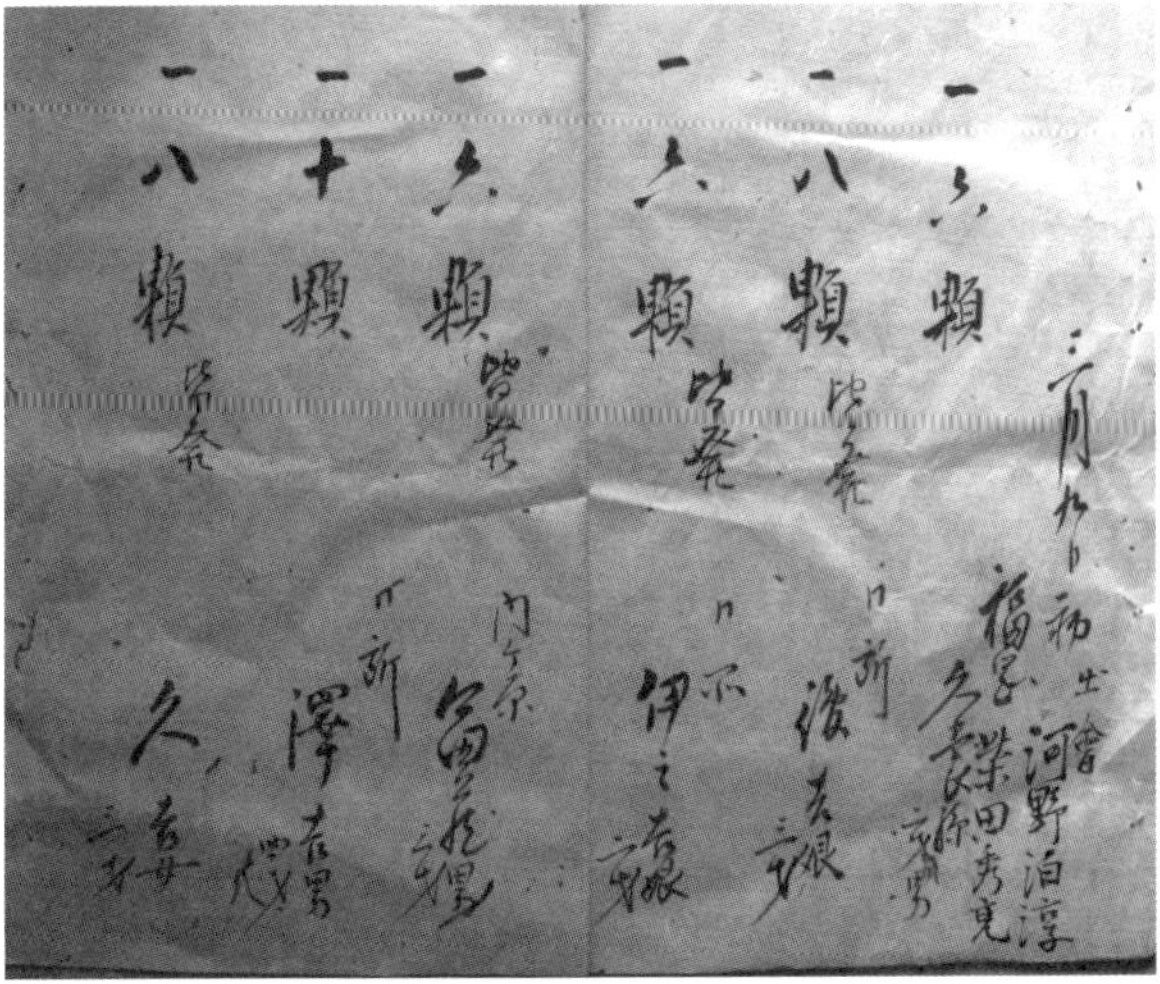

種痘簿（明治２年（1869））（個人蔵）

人）、2歳（15人）、4歳（13人）、5歳（6人）、8歳（1人）と、ほぼ全員が幼児であり、幼児期に接種するというのが当時から通例になっていたことがわかる。

接種児の住所は、地元福岡村を中心に半径およそ500メートルの範囲内となっている。

種痘簿には接種日が記載されており、それによると接種日は3月9日、16日、23日、31日、4月7日の5回で、ほぼ1週間おきとなっている。この5回の接種で61人ということは、1回平均約12人の未痘児に接種を行ったペースとなる。

そしてこの種痘簿で特筆すべきことは、種痘施術者（種痘医）が「出席」「出会」として記載されていることである。3月9日は河野伯（泊）淳と柴田秀□（吏ヵ）、16日は佐藤秀哲と石原俊民、23日は石原俊民、31日は佐藤秀哲と小山良助と石原俊民、4月7日は佐藤秀哲で、5人の種痘医が延べ9回種痘を行っている。5人のうち、石原・河野・小山は神崎種痘館設立の願いに名前があること、種痘簿を所有しているのが平井秀策であること、さらには年代的にも合致することから、この種痘簿は神崎種痘館と関わりがあると考えられる。それはつまり、備中一橋領の廻村種痘と同様に1週間の間隔で定期的に福岡村の平井家で出張種痘を行った、それが3月9日に「初」と記載されていることから、福岡の地での出張接種が初めて行われ、その記録が残されたのではないかと考えられる。

江戸幕府から明治政府へと支配体制が変わる混乱の中でも、在村種痘医たちは子どもたちの命を救うために継続的に牛痘種痘を行ったことがわかる。

(5) 旧後月郡井原村の内田玄瑞《げんずい》

旧後月郡井原村（現井原市井原町）の医師内田玄瑞（文化13年（1816）～安政5年（1858））は下野国（栃木県）出身で、内田家の養子となって医家を継いだ。

玄瑞の就学履歴はよくわかっていないが、内田家には数多くの書状が残されている。玄瑞の交友関係は幅広く、特に江戸の蘭医との付き合いが深い。例えば漫画家手塚治虫の曽祖父手塚良仙の書状が残されている。手塚家は代々の江戸の医師であり、良仙は江戸でお玉ヶ池種痘所の設立に力を尽くすなど、江戸における牛痘種痘の中心的な人物であった。お玉ヶ池種痘所はのちの東京大学医学部へとつながっていく。玄瑞はこのような医師たちと交友関係を持っていた。

玄瑞もまた、牛痘種痘を行っている。玄瑞がどこで種痘技術を習得したかについてはわかっていないが、前述の廻村種痘を行った山鳴弘斎や小田春斎と一緒に玄瑞は種痘を行っている。つまり廻村種痘のメンバーに加わり、廻村種痘という実地研修をしながら弘斎や春斎から直接種痘の技術を学んだと思われる。玄瑞は種痘技術を獲得すると、独立して種痘接種を行っていく。

玄瑞宛に、弘斎の父であり自らも種痘を行う山鳴大年からの書状が残されている。そこには当時の痘苗確保の困難さに関する記述が見られる。

(前略)扨御近方出部村自然痘流行致掛候由、當辺ニ而も天神山村ニ一両児相者じか候由ニ而、種痘気ぜりニ申出候毛の有之、不得止事、来ル廿七日御施術に一二児差上候間、御分苗可被下奉希上候、昨日了一江御傳言之趣ニ而ハ、催し来候毛の無之バ、御續キ被下候迄ハ御托し申上候心得ニ御座候處、無是非廿七日引痘児差出し申候、御承引被成置可被下候、右御頼旁年頭御嘉詞申上度、餘者萬々期

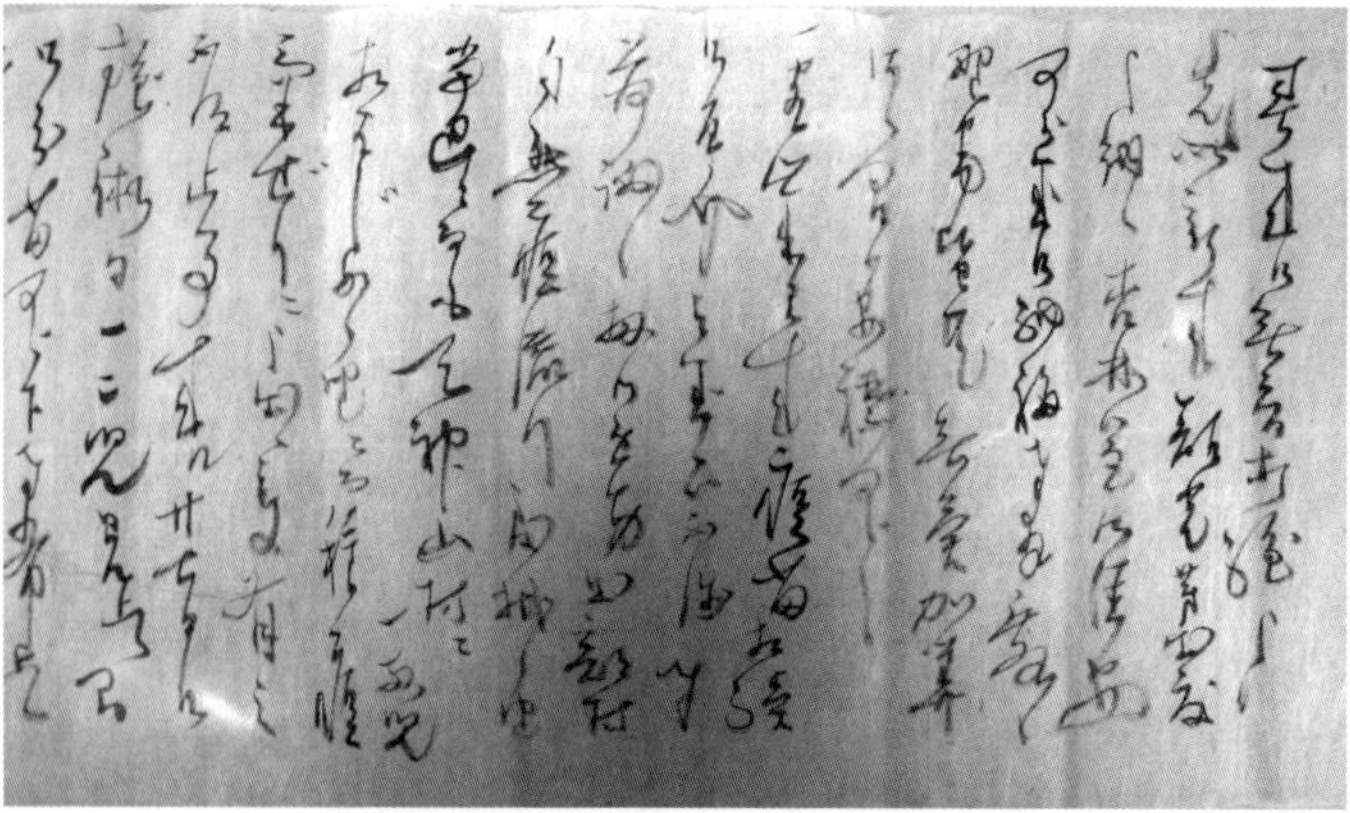

内田玄端宛の書状の一部(個人蔵)

拝接候、草々、謹言正月廿一日　葛翁

再拝大國手内田老兄　梧下

出部《いずえ》村（現井原市上出部町・下出部町）で天然痘が流行している、未痘児を玄瑞のもとに送るので、種痘接種をして欲しい、接種をしてくれたらその子を連れて帰って近辺で種痘を行うと書かれている。自然痘が流行して子どもたちが罹患している、しかし山鳴大年の手元には牛痘苗がないので、未痘児を派遣するから接種して分苗して欲しいという要望の手紙である。在村種痘医どうしで牛痘苗をやりとりしたり、確保したりする様子がよくわかる。自然痘が流行し、痘苗がないという緊迫感が伝わってくる状況で、玄瑞や他の在村種痘医たちは協力し合いながら天然痘に立ち向かっていった。弘斎や大年だけでなく、玄瑞ら第三世代の種痘医が活躍する場が広がっていったのである。

では、なぜ自分の所に牛痘苗がない大年が、玄瑞に分苗を頼むことになったのであろうか。ただ単に、玄瑞のもとには牛痘苗が確保されていて、その情報をつかんだ大年が分苗を依頼したのか、あるいは玄瑞は在村医であったが、地元領主である旗本池田家の御典医《ごてんい》でもあった。そのため、牛痘苗が玄瑞のもとに集積され、種痘館的な役割を果たしていたのかもしれない。いずれにせよ、このように牛痘苗が足りないときには分苗しあうなどの協力体制が構築されていたのである。

(6) 旧久米郡錦織村の光後玉江《こうごたまえ》

第三世代の在村種痘医たちがすべてうまくいったとは限らない例もある。旧久米郡錦織《にしこり》村（現久米郡美咲町錦織）に江戸末期から明治中期にかけて開業した女性の医師光後玉江（文政13年（1830）～明治38年（1905））がいる。玉江は医師であった父の跡を継いで郷里の錦織村で産婦人科を中心として活動した。その医療活動を膨大な量の処剤録（カルテ）として残している。

江戸から明治まで30年以上にわたって地域の医療を支えた数少ない女性医師の玉江だが、その顔にはあばたがあり、玉江も若い頃に天然痘に罹患していた。そのあばたのために嫁の貰い手がないから医師を目指したという口伝も伝わっているが、その真偽は定かではない。ただ強い意志で医師を志していることは確かで、玉江は弘化元年（1844）、15歳で津山藩医野上玄雄に入門する。玄雄のもとで13年修行し、一度大坂で開業するも母の死去などで郷里に戻り、錦織村で開業、明治38年（1905）に亡くなるまで在村医として地域医療に貢献した。

玉江の師野上玄雄は前述の通り、津山藩医で作州種痘館を設立した第二世代の在村種痘医である。その玄雄に牛痘種痘が伝来したときには既に門下生であった玉江もまた、師から牛痘種痘について学んだと思われる。作州種痘館の設立は玉江が玄雄から独立したのちであるが、それまでも玄雄は牛痘種痘を行っており、その補助を玉江がしたであろうことも想像に難くない。つまり、玉江は種痘技術は獲得していたと考えられる。

その後錦織村で開業したときに、玉江も牛痘種痘を試みようとした書状が残されている。種痘を行うため、玄雄に分苗を依頼しているのだが、玉江の開業地が津山藩ではないので分けられないという返事であった。師匠である玄雄の分苗さえ難しかったということは、玉江が他からも含めて痘苗が確保できなかったのではないかと考えられる。

牛痘苗が確保できなかったら種痘接種はできない。実際、その他に牛痘種痘に

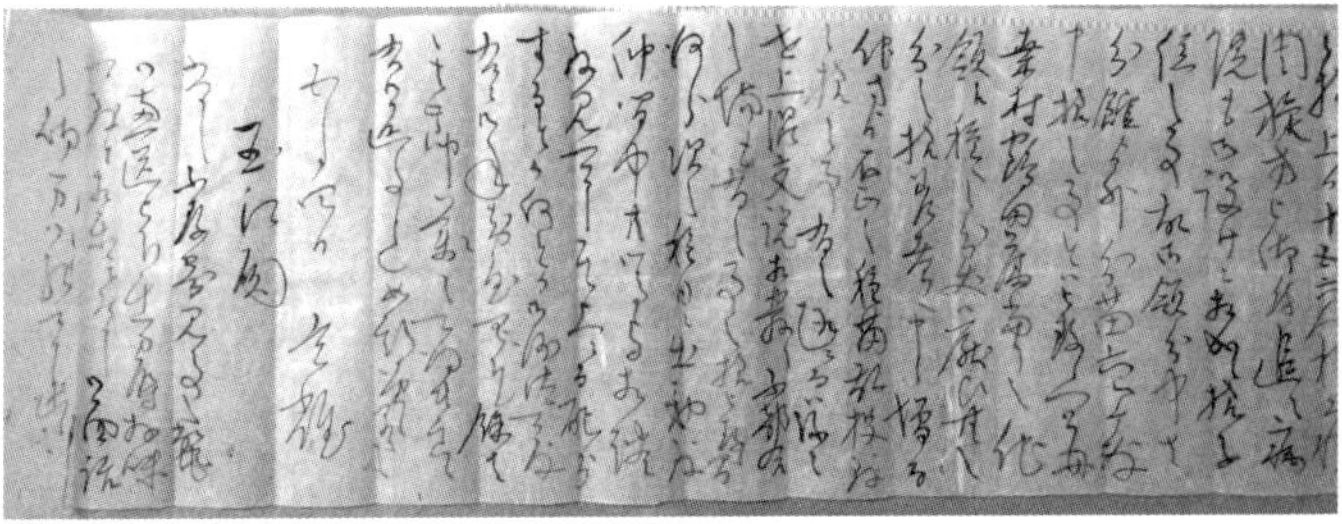

光後玉江宛野上玄雄の書状の一部（興禅寺蔵）

玉江が牛痘種痘を行いたいので師玄雄に牛痘苗を分苗して欲しいと依頼した書状の返事であるが、その内容は「分苗六ツケ敷申様之事」つまり分苗することは難しいと書かれている。

ついての書状も処剤録の記録も見つからないことから、玉江は牛痘種痘ができなかったと思われる。種痘技術は持っていても、ワクチンである牛痘苗が手に入らず、地域で牛痘種痘を行えなかった、こういった医師も当時はいたと思われる。郷里で天然痘が流行してもわが手では予防治療ができない心苦しさを玉江は抱えていたのではないだろうか。

(7) その他の在村種痘医たち

嘉永3年（1850）の岡山への牛痘種痘伝来以降、この他に岡山で牛痘種痘を行った医師たちの史料は乏しい。

『小山敬容日記』（文久2年（1862））には、備前藩家老伊木家家臣の子どもが種痘をした記録があるという（『岡山大学医学部百年史』）。また、岡山藩医の山川正朔《しょうさく》が慶応2年（1866）6月2日に藩主の子どもに種痘を行ったことが奉公書に記されている。明治以前に岡山藩医が行った種痘接種の記録としてはこれだけであり、津山藩の作州種痘館や廻村種痘の備中一橋領と比べて、岡山藩がいかに牛痘種痘の導入が遅れていたかが分かる。

岡山の医師生田安宅《あたか》は、難波抱節の息子経直《つねなお》に入門、さらに京都の蘭学塾広瀬元恭の時習堂に入門し医学を学んだ。帰岡すると岡山藩医学館の創設に尽力し、岡山県病院などの中心的な役割を担った。安宅は元恭門下の文久元年（1861）にオランダ商館医ポンペの種痘書を『牛痘新説』で訳している。ただし、安宅の種痘接種については資料が見つかっていない。

備前国上道郡角山村に医師の子どもとして生まれ、のちに第一生命保険の創始者となった矢野恒太《つねた》の伝記『矢野恒太伝』には「恒太は生れて六か月目に種痘を受けた。」と記されている。矢野が生まれたのは慶応元年（1865）12月2日、生後6カ月は慶応2年夏頃と思われるが、どこで誰に種痘を受けたかなど記されていない。

『阿哲郡誌下巻』には、阿哲郡新見の医師山岡槐庵が天保の頃長崎に留学し、嘉永の頃新見で種痘を始めたと記されているが、種痘に関する記録などは発見されていない。

その他に牛痘種痘を行った医師は、旧英田《あいだ》郡海田《かいた》村（現美作市海田）の山田純造《じゅんぞう》、旧真島郡美甘《みかも》村（現真庭市美甘）の横山廉造《れんぞう》、旧邑久郡尾張村（現瀬戸内市邑久町尾張）の横山謙斎らが挙げられる。

このように、牛痘接種に関する直接の史料は少ないが、種痘技術の伝承や牛痘苗の分苗、さらには種痘書の出版などで岡山県内においても、牛痘種痘が接種できる種痘医は着実に増え、牛痘接種も少しずつ広まっていったと考えられる。やがて時代は近世から近代へ、種痘も在村種痘医から公衆衛生へと移っていく。

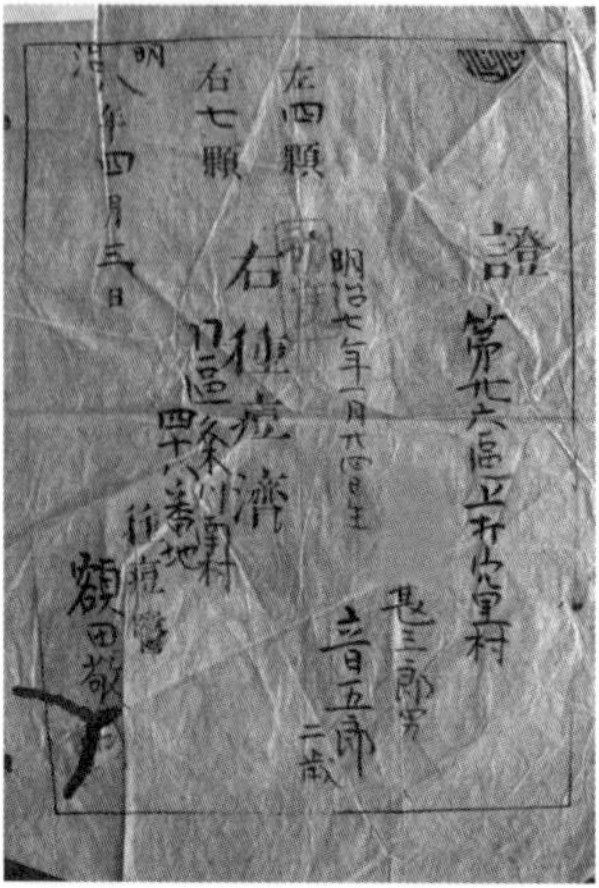

證
第十六區上打穴里村
甚三郎男
音五郎
二歳
明治七年一月六日生
右種痘濟
左四顆
右七顆
種痘醫
額田敬
明治八年四月三日

津山市（現在）の医師額田敬哉が発行した種痘済証
（美咲町教育委員会）

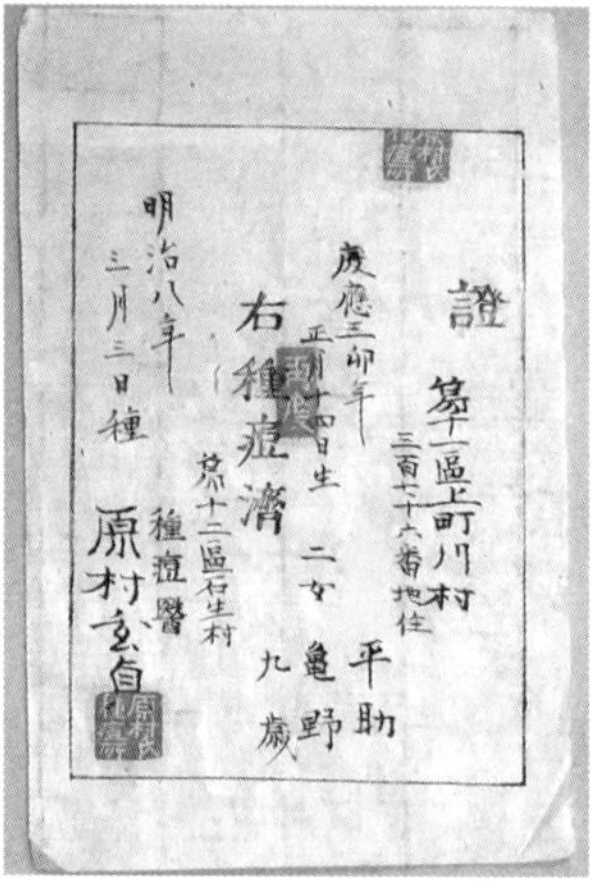

證
第十一區上町川村
三百七十六番地住
平助
慶應三卯年正月十四日生
二女
亀野
九歳
右種痘濟
第十三區石生村
種痘醫
明治八年
三月三日種
原村玄貞

津山市（現在）の医師原村玄貞が発行した種痘済証
（津山洋学資料館蔵）

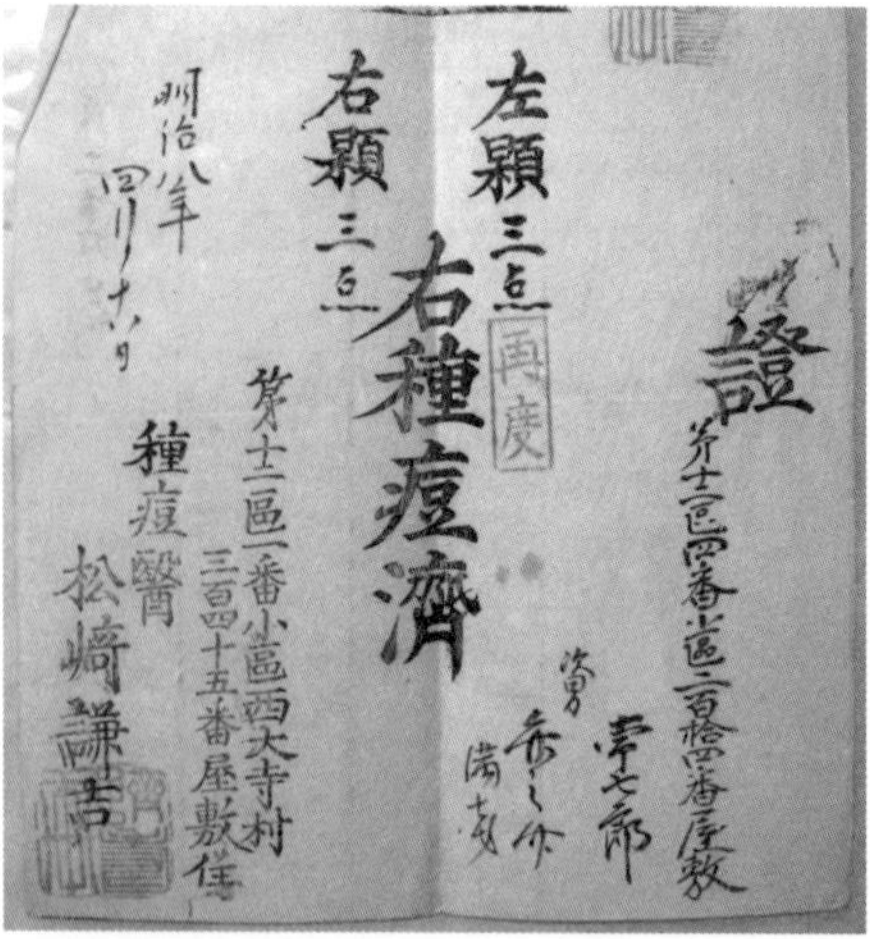

證
第十二區四番小區二百拾四番屋敷
常七郎
左顆三点
右顆三点
右種痘濟
再度
第十二區一番小區西大寺村
三百四十五番屋敷住
種痘醫
松崎謙吉
明治八年
四月十八日

岡山市（現在）の医師松崎謙吉が発行した種痘済証（個人蔵）

第6章　公衆衛生としての種痘のはじまり

(1)「医制《いせい》」に先んじた種痘法令

種痘特に牛痘種痘は、天然痘というかつて世界中で蔓延した致死率の高い感染症を予防するワクチン接種のことであり、極めて有用な医療技術である。しかしながら、接種のタイミング・施術方法・善感不善感の判断が難しく技術的に高度であった。また様々な副反応・副作用もあり、加えて痘苗（種痘のワクチン素材のこと）という特別な医療資源を必要とする。そして江戸時代においてその痘苗は人から人へとうえつがなければならず、管理が不十分だと直ぐに劣化・枯渇してしまうというやっかいなものであった。近年世界中で猛威を振るった新型コロナウイルス感染症の予防接種においても、ワクチンの保管・輸送に特殊な冷凍・冷蔵機器が必要だったことは記憶に新しい。

第5章までにみた通り、江戸時代においてこのような牛痘種痘の全国展開を支えたのが民間の医師たちのネットワークであったことは、まことに驚くべきことであろう。

明治新政府は、それまで民間主導で進められてきたこのやっかいな種痘に対して、法令をつくり、種痘技術や痘苗、そして施術者である種痘医の管理を試みた。すなわち、明治3年（1870）に「大学東校種痘館規則」（種痘館規則）が、翌明治4年（1871）に「東校中ニ種痘局ヲ設ケ規則ヲ定ム」（種痘局規則）がつくられた。「種痘館規則」には次のように書かれている。

種痘館ヲ建施行ノ規則ヲ設ケ、府藩県随処ニ館ヲ置キ・・・種痘ハ人命ニ関係スルモノナレハ、今後必ス東校ニ入学シ、芸術成就ノ者ニ非サレハ、此法ヲ行フ事ヲ許サス

・・・

古今種痘ノ術ニ直シ、用鍼ノ横斜深浅適度ヲ考へ、痘苗ノ善悪ヲ検査シ、顆数ハ年齢ニ従フト雖モ、人之性質ト気候ノ寒暖ニアリ注意シテ、百発百中ノ妙技ヲ施スヲ要ス・・・

つまり、各地に種痘の拠点（種痘館）をつくり種痘を行う者（種痘医）は必ず大学東校（東京の種痘館）に入学し許可が必要であること、接種時の針の刺し方に注意すること、痘苗の質を確認すること、何歳にどの程度接種するのか、体質や気候にも注意する必要がある、といったことが書かれている。

江戸時代には全国的な医師免許制度や医療技術の評価制度などはもちろん存在せず、例えば『解体新書』で有名な杉田玄白は、誰でも医者になれてしまうことやいい加減な医療行為が行われているこ
とを嘆いていた。

この「種痘館規則」は、我が国におけ

る近代的な医療・公衆衛生システム構築への第一歩とも呼べるものであった。実際、日本で初めて医療制度や衛生行政に関する各種規定を定め近代日本の医療制度の方向性を示したといわれる「医制」は明治7年（1874）に制定されたのであるから、「種痘館規則」は実に4年も先んじるものであった。

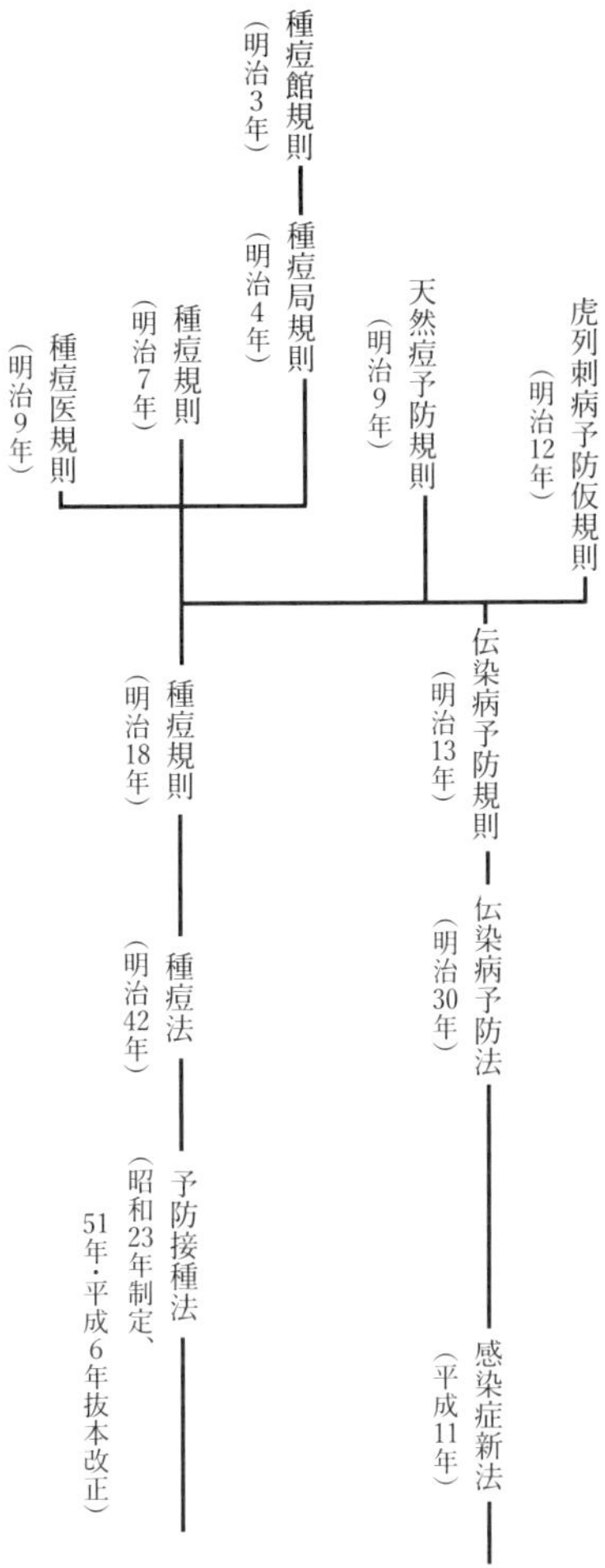

主要種痘関係法令の変遷

(2) 種痘法令の変遷

このように、「医制」に先んじて作られた種痘法令は、「種痘規則」(明治7年)や「種痘医規則」(明治9年)で細部が明確にされてゆく。その条文の一部を次に挙げてみよう。

種痘医タランモノハ師家ヨリ其術習熟ノ証書ヲ受ケ履歴書ヲ副ヘテ地方庁に願出ヘシ(「種痘規則」第二条)

接種ハ左右上腕ノ三角筋上ヲ最良ノ部トス先ツ微温湯ヲ布片ニ涵シ軽ク其皮膚ヲ摩擦シ・・・

採漿ノ児ハ一歳未満ノ者を撰フヘシ特ニ皮膚病生歯吐乳便炎熱痙変ノ諸患アル

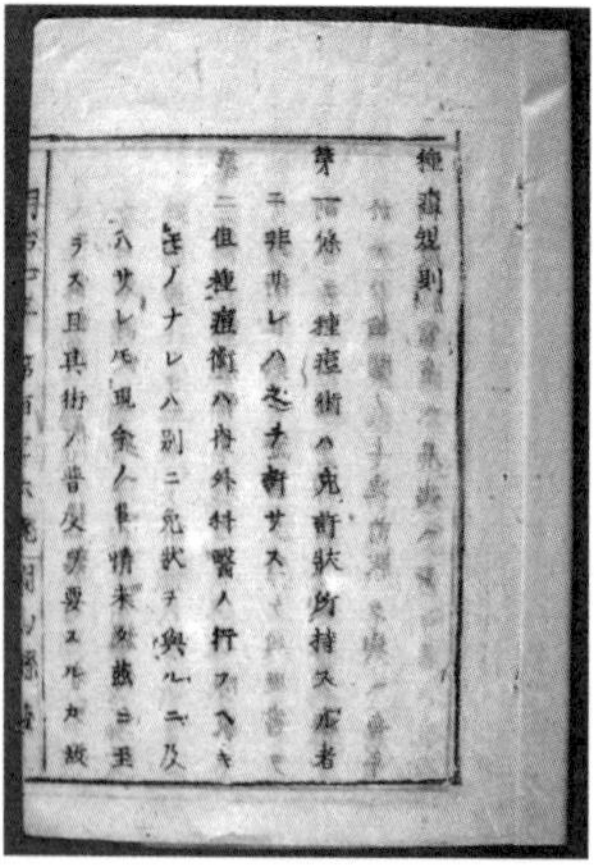
種痘規則

冒頭

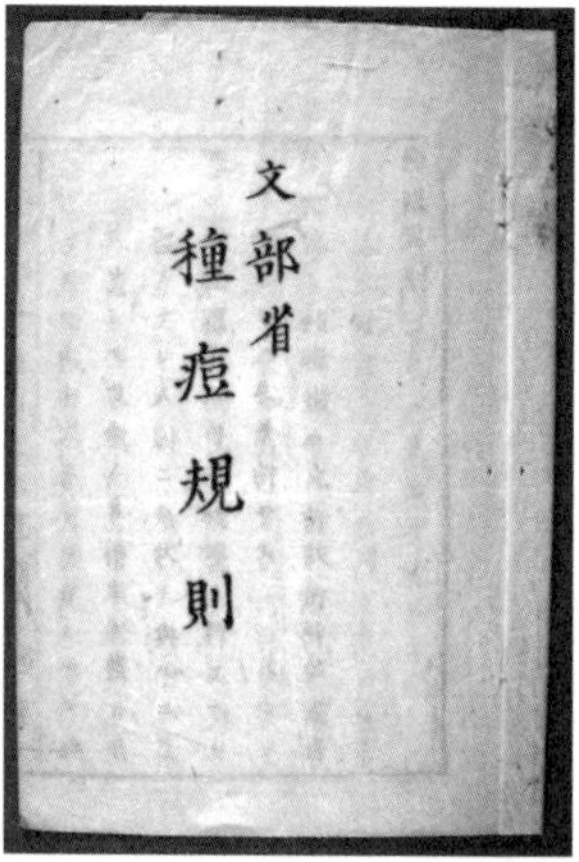
文部省
種痘規則

表紙

「種痘規則」(明治7年)(中島醫家資料館蔵)

者ハ統テ採漿スヘカラス
（「種痘規則」附種痘心得）

種痘免許は技術を誰に学んだのか履歴書（証明書）を添えてそれぞれの府県庁に出願することや、接種を行う腕の場所やその手順、痘漿《とうしょう》（痘苗の一種。江戸時代と同じく、明治初期の頃も他の接種者から採取したものをワクチン素材として使っていた）を採取するのはどの子どもからか、など細かく規定されていることがわかる。

さらに、これとは別に明治9年に制定されていた「天然痘予防規則」と明治7年の「種痘規則」とを統廃合する形で、明治18年（1885）に新たな「種痘規則」が制定される。これは、天然痘を予防するために、どのタイミングで小児に種痘を行い、医師や府県知事がどのように種痘を管理するのかなどが明確にされたものであった。これによって明治期の我が国の種痘体制は完成した。

「種痘規則」（明治18年）は、条文がほぼ倍増しさらに詳細化する「種痘法」（明治42年（1909））の制定まで、四半世紀に渡って我が国の種痘施策の中心となった。

(3) 医学館と除痘館

ここまでは明治政府が制定した法令についてみてきたが、明治初期は藩・県によって医療行政の実際にはかなりのばらつきがあったことには注意しなければならない。たとえば、「医制」（明治7年）も東京・京都・大阪の3府への布達と条件が整ったものから順次施行という形がとられた。つまり、我が国の医療行政が全国一斉に、という形になるまでにはかなりの時間がかかった。種痘についても、特に「種痘規則」（明治18年）の制定まではばらつきが多かったのである。

では、岡山の種痘はどうだったのだろうか。この観点から、幕末から明治18年の「種痘規則」制定までの種痘の実際をみてゆくことにしよう。

前の章までにみた通り、岡山県域では早くから種痘が行われていたが、その主役は民間の医師たちであった。岡山県域で最大の藩であった岡山藩では、藩内各地域に医師を派遣する郡医者制度や、藩が売薬を管理するという様に医療の一部に対する藩の介入がみられた。しかしそれはあくまで例外であり、江戸期の他の多くの地域同様、種痘を含め医療そのものは民の領分であるというのが岡山藩の基本姿勢であった。

その姿勢に変化がみられるのは、幕末の「岡山藩医学館」設立への動きである。岡山藩は、日本最古の庶民の学校ともいわれる閑谷学校《しずたにがっこう》を開くなど、教育が充実した藩として知られており、それが教育に熱心な県民性として現代に受け継がれている。しかしながら、医学を専門的に教える藩校は幕末まで存在していなかったのである。

慶応3年（1867）、岡山藩は藩医らに医学教育機関の設立についての意見を求め、その際、藩医たちからいくつもの答申書が提出された。それらは現在『医学館設立存意書《ぞんいしょ》』として岡山大学に残されているが、そのなかのひとつに次のような医学館の提案（図）が残されている。

この提案図では、医学館は漢学寮と蘭学寮の二つで構成され、蘭学寮のなかに「種痘寮」という部門が描かれている。藩の医学教育機関のなかに、種痘をつかさどる部門があるべきだ、という考えが藩

蘭			漢	
製薬寮	教授寮	督学	教授寮	本草寮
調合寮	助教寮	講堂	助教寮	調合寮
生徒寮	種痘寮	有司寮	鍼灸寮	生徒寮
機械寮	病客寮		病客寮	厨下

漢学寮入口

露庭

蘭学寮入口

『医学館設立存意書』内「医学館略則賎名内具」をもとに筆者作成（岡山大学附属図書館蔵）

医から出されていたことがわかり、大変興味深い。
　戊辰戦争に岡山藩も出兵したため、これらの提案は一時棚上げとなりそのまま実現したわけではなかった。しかしながら、「種痘館規則」の2カ月後の明治3年（1870）5月、上道郡門田村東山の利光院（現在の東山公園）に、藩内の医師の師弟らに対する医学教育機関として、岡山藩医学館は正式に発足した。
　ここで注目すべきは、この医学館は当初から除痘館（種痘館）を併設したことである。同5月23日の藩の布達には次のようにある。

　此度、除痘館御開ニ相成候間、医業之者一同、私ニ種痘相施ジ候儀、以来不相成候事。

除痘館で種痘活動を行うだけではなく、それまで藩内で民間の医師たちにより広く実施されてきた種痘を医師たちが行うことを禁止するというのである。その代わりに藩の種痘所を藩内各所に設け、そこで種痘を行うことを目指した。『岡山県史』によると、明治初期の岡山藩の財政支出における「医学館」に関するものは5千俵（米換算）であり、これは「学校」の3千俵と「兵学館」の2千俵の合計と同じであり、「監察・刑法」の6千俵に迫るものであった。このことからも、岡山藩が医学館に対して、単なる医学教育機関ではなく、医療機関としての役割を求めていたことは明らかであろう。

(4) 廃藩置県頃の岡山の種痘の実際

ここまでは、政府による「種痘館規則」(明治3年)とそれに続く岡山藩による除痘館の設立によって、新しい時代の種痘がはじまったことをみた。ここからは、その実際を、現場すなわち民間の医師たちの視点から見てゆきたい。

この頃の岡山での種痘の実際を知る手がかりとして、前出の「種痘諸事留」という民間の種痘記録(文書)が存在する。この文書は邑久郡北島(現在の瀬戸内市邑久町北島)で、江戸中期から昭和にかけて医業を行っていた在村医・中島家に伝わる文書である。医師としては中島家4代目の中島友玄(文化5年(1808)~明治9年(1876))によって書かれ、慶応2年(1866)~明治9年の手紙、藩・県とのやり取り、履歴書なども含む、種

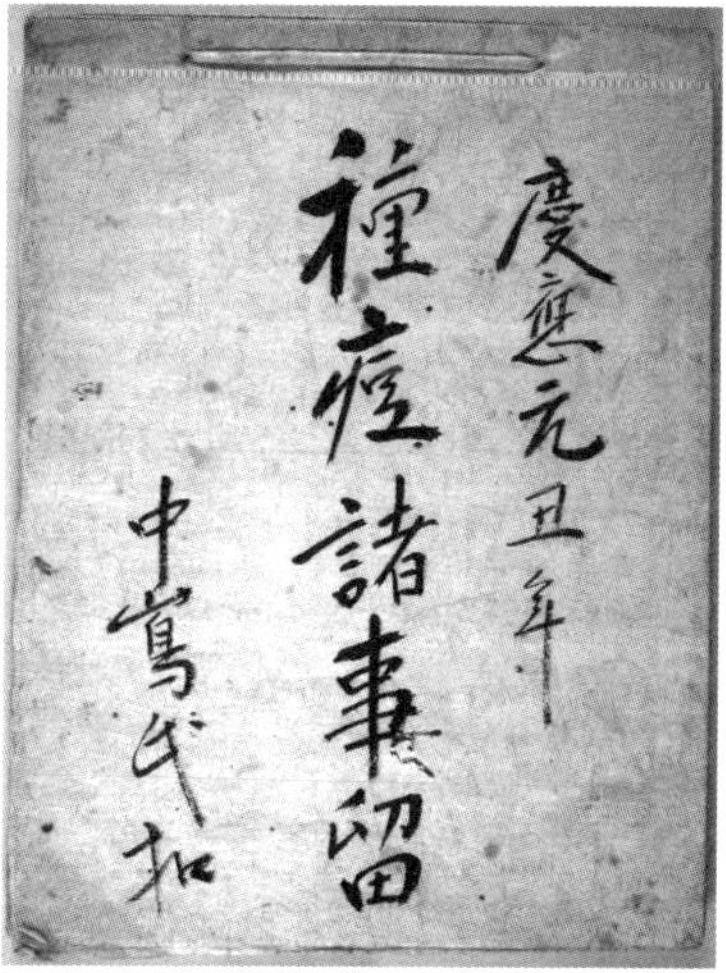

種痘諸事留(中島醫家資料館蔵)

痘に関する様々な記録が含まれている。岡山藩への種痘館設立願いからはじまり、民間の医師によって行われていた種痘が新時代へと移行していく流れを、在村医の立場から見たものといえる（同文書の内容については、第5章も併せて参照されたい）。

ここで注目すべきは、明治3年を最後に友玄個人の種痘施術の記録が途絶えていることである。そして、岡山藩の明治3年5月23日の布達の通り、明治4年に藩内各所に種痘所がつくられたことが「種痘諸事留」に書かれている。

明治四年辛未春より御規則相替り、御国中郡々ニテ種痘處出来、役医三人或ハ四人出張ニ而相施申候、
一、邑久郡ニ於而ハ、牛窓・下笠加・雨所ニ而種痘いたし候、

友玄がいた邑久郡では牛窓・下笠加・雨所に種痘所ができたとある。そして、それぞれで3〜4人の役医（担当医）が種痘を行っていたのだが、そのなかの牛窓の種痘所の役医に欠員がでたようで、役医になった上で種痘を続けたい友玄が、岡山藩医学館の有力者に工作を行ったことも「種痘諸事留」に書かれている。その部分は次の通りである。

一、三拾匁　庄田文蔵へ遣ス肴代
二人割、拾五匁ヅヽ、

一、廿八匁八分　守屋立蔵へ遣ス
　砂糖代
二人割、拾四匁四分ツヽ、
右ハ小病院掛り塩見ゟ相頼
候、

一、三拾匁　榎養雲へ遣ス上菓子代
二人割、拾五匁ヅヽ、
右ハ小病院副督ユへ相遣ス、

一、金壱両弐歩　明石へ遣ス袴地代
代ニシテ百八拾匁
二人割、九拾匁ヅヽ、
右ハ医学舘休舘ニ相成候折節
勤役中トシテ指紙相調被申候
事ユへ遣ス

一、金三歩弐朱　坪田俊蔵へ遣ス
　嶋反代
代ニシテ百五匁
二人割、五拾弐匁五分、
右ハ小病院種痘長ニ而兼而相
頼置候事也、

一、金三歩弐朱　鴨井順造へ遣ス
　島反代
代百五匁
右ハ小子事ヲ吹挙いたし呉候
事ユへ遣ス、素ゟ牛窓種痘掛
リニテ、兼而難堪心底ニ而此
度も骨折呉申候、

このように、医学館の明石（赤石）退蔵をはじめとして、小病院副督事の榎養雲《えのきようううん》、小病院種痘長の坪田俊蔵といった、岡山藩の医事行政の幹部クラスへの付け届け

（金品等の贈り物）の様子が赤裸々に書かれている。これが功を奏したようで、最終的に友玄は牛窓の種痘所の役医になることに成功した。

なお、ここに出てくる小病院とは、明治4年（1871）7月、中之町小西屋に開設された医学館の関連施設である。

これらの「種痘諸事留」の内容からみえてくるこの頃の種痘事情は、岡山藩医学館内に除痘館が設立され、この除痘館と藩内各地に作られた種痘所で種痘が行われ、実際民間の医師らによる種痘活動は停止させられ、彼らは役医になることによって接種活動を続けていくしかなかった、ということである。

(5) 明治6年の岡山県の種痘布令

明治4年（1871）に廃藩置県が断行され、同年12月には岡山県・深津県・北条県の3県に、そして明治9年（1876）にはほぼ現在の岡山県の形となる。

江戸時代の地方分権的な徳川幕藩体制に替わるものとして、明治新政府は中央集権的な府県制を敷いたわけだが、先に触れた通り明治初期の医療制度は各府県の裁量に任される部分が大きかった。

種痘については、岡山県は明治6年（1873）2月に次のような種痘の布令をだしている。

種痘之義申迄モ無之良法ニ候処其術ノ工拙ヲ不論猥ニ施行ニテハ却テ済生之御趣

意ニ相背甚以不済事ニ付自今如左相心得
可申事
一　岡山市中ハ病院江相越可受種痘
　　事
一　郡中村村ハ毎歳春此病院ヨリ回
　　村之上致施行候間出生之小児取
　　調戸長ヨリ病院江可申立置尤都
　　合ニ寄リ出生ヨリ百日相立候上
　　岡山病院江連越候義モ妨ナシ
一　總而医習練ノ輩右施行之義願出
　　候ハヾ兼而學科検査ノ上施行免
　　許可致事
一　郡中村村種痘謝儀ハ其戸長ヨリ
　　取纏メ病院江可相納事
右ノ通候條區中無曳可觸置候也
明治六年二月岡山縣権令新荘厚信

　ここでは、先の除痘館が開設された時と同様、私的にみだりに種痘を行ってはならないこと、岡山市中では岡山の病院への来院による接種を、郡・村においては病院からの医員による回村（派遣）での接種を行うこと、そして、種痘免許については医師に対する学科検査を行うことが書かれている。

　明治6年の岡山県からの種痘布令は、民間の医師たちにどのように受け取られたのであろうか。ここで先ほどみた中島友玄「種痘諸事留」の記述を見てみよう。同年翌3月の記録には次のようにある。

此度、御改革ニテ種痘医術習練之輩江、

御免許被仰付候御布令承知仕候、実ニ種痘ハ仁術之妙法ニテ、救民第一ノ大効ニ奉存候、私義痘苗渡来之原始ヨリ、年々無間断相施申候、一両年ハ病院ヨリ御用ニテ種痘所江出勤施術仕候処、今年ハ御廃止ニ相成リ、謹慎仕申候尓ル処、尚又今般御免許被仰付冀ハ種痘医員ニ被為加候ハヽ、実ニ難有奉存候伏而奉懇願候、
以上

自分（友玄）は痘苗がヨーロッパから日本に伝来して以来、医師のひとりとして種痘をしていたが、一両年（明治4年・5年）は病院の御用（役医）を承り種痘所で種痘をしていた。今年（明治6年）はそれがなくなり種痘ができなかったが、この度の改革で出願すれば種痘免許をもらえるとのことで、実にありがたいことだ、と書かれている。

さらに「種痘諸事留」の翌年（明治7年）3月の部分には、種痘免許の申請をしたことが書かれており、その際の試験問題として、「天行痘ノ性・経過及治法」「種痘起因・経過・真仮之区別」「変痘」についての説明をしなさい、という問題がだされたことが書かれている。つまり、天然痘の性質や種痘の手順や判断基準についての説明論述問題という訳である。県内にはその解答例がいくつも残されている。

中島友玄は無事に試験に合格したようで、仮免状が出された。「種痘諸事留」

には、次のように書かれている。

是ヲ以テ病院へ帰リ候得ハ痘苗ヲ賜リ病院社中トして可種旨承リ謝義ハ悉く病院へ差送る

つまり、病院から痘苗（ワクチン素材）を受け取り、病院の医員として種痘を行っても良い、という訳である。

岡山藩によって明治3年（1870）に示された除痘館を中心とする種痘システムが、廃藩置県を経た後も、県による明治6年（1873）の布令に示された病院を中心とするシステムとして継承されていることがわかる。

それではこの後もこのシステムが、岡山

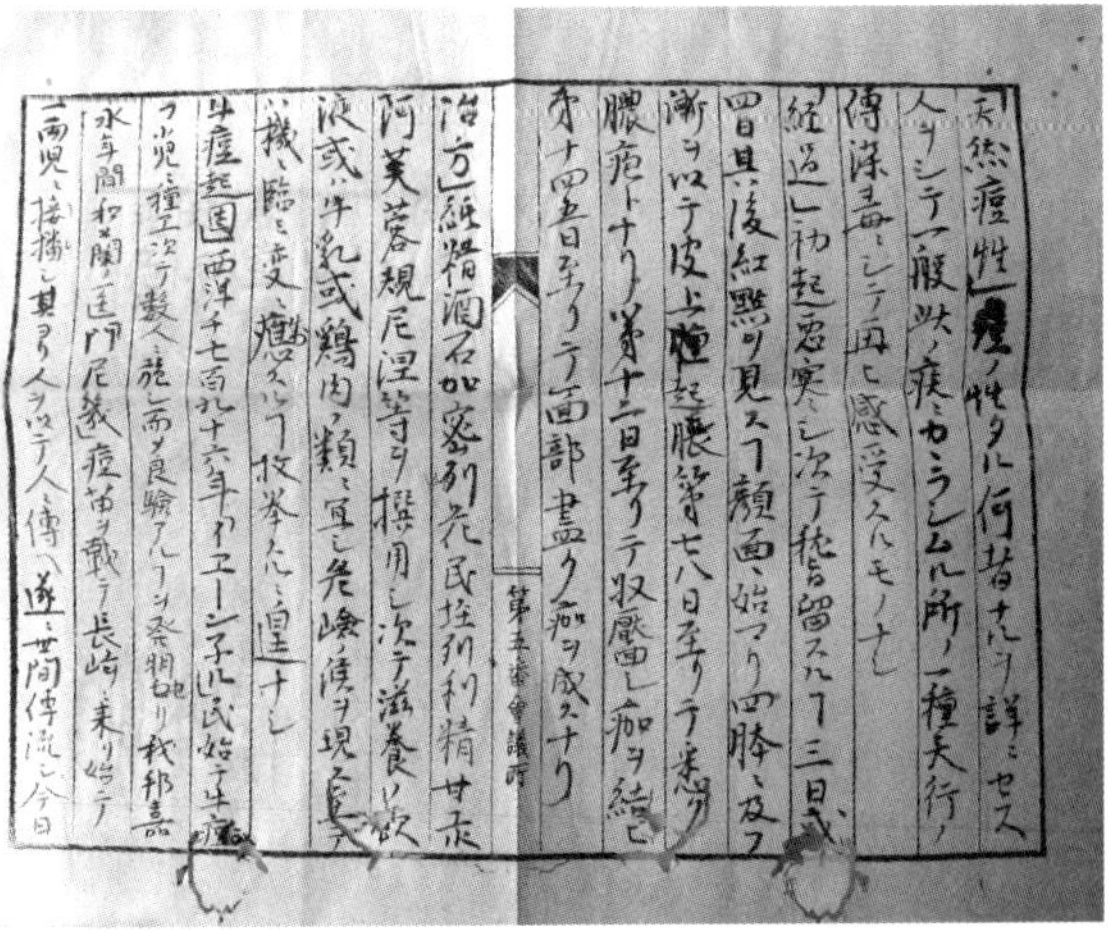
天然痘性（痘）ノ性タル何昔オルヲ詳ニセス
人ヲシテ一般此ノ疾ニカヽラシムル所ノ一種天行ノ
傳染毒ニシテ再ヒ感受スルモノナシ
経過 初起悪寒ニ次テ発熱留スルヿ三日或
四日ノ後紅點ヲ見スヿ顔面ニ始マリ四肢ニ及フ
漸ヲ以テ皮上痘起膿第七八日至リテ
膿疱トナリ第十二日至リテ収靨シ痂ヲ結ヒ
第十四五日至リテ面部尽ク痂ヲ成スナリ
第五番会議所
治方 経精酒石加密列花民拉列利精甘汞
阿芙蓉規尼涅等ヲ撰用シ次テ滋養ノ飲
液或ハ牛乳或鶏肉ノ類ニ宜シ危險ノ候ヲ現ス
機ニ臨ミ変ニ應スルヿ枚挙スルニ遑ナシ
牛痘起因 西洋千七百九十六年ヂエーンナル氏始テ牛痘
ヲ小児ニ種エ次テ数人ニ施シ而メ良験アルヿヲ発明セリ我邦嘉
永年間和蘭ノ医尼氏痘苗ヲ載テ長崎ニ来リ始テ
一両児ニ接播シ其ヨリ人ヲ以テ人ニ傳ヘ遂ニ世間ニ傳流シ今日

種痘試験問題解答例（個人蔵）

県の種痘を担っていったのであろうか。

(6)「医師ト県官ノ問答」からみえる人々の不満

ここで、岡山県立図書館に所蔵されている「種痘ニ関スル医師ト県官ノ問答」という文書をみてみよう。これは、難波経直《つねなお》と岡山県の間で、岡山県の種痘布令(明治6年)について行われたやり取り(文書群)の写しである。

難波経直(二代目立愿《りゅうげん》)は、第4章で触れた備前金川の医師難波抱節(初代立愿)の長男であり、父親同様、岡山県域において種痘活動に尽力した在村の医師である。なお、父・抱節の墓は岡山市北区金川にあるが、経直は明治期には岡山市の天瀬に居住していたため、その墓は岡山市街に存在する。

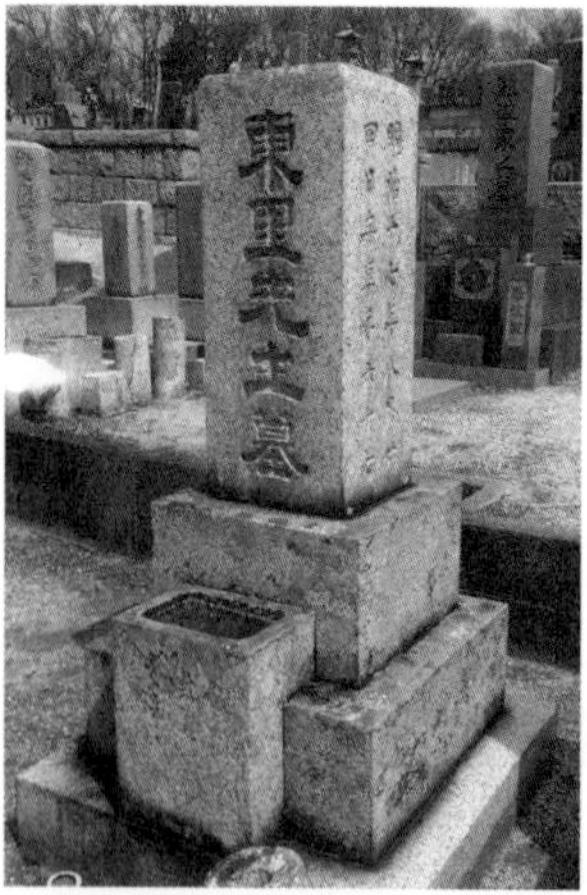

難波経直(二代目立愿)の墓

話を戻すと、「種痘ニ関スル医師ト県官ノ問答」には、岡山県の種痘布令が出された明治6年9月から翌明治7年3月までの間、民間の種痘医であった難波経直と岡山県庁の激しい対立が赤裸々に描かれている。

最初は明治6年9月28日付嘆願書で、次のようにはじまっている。

謹白　本月二十三日學校専務西中属ヨリ病院ハ當御縣廳ヨリ御設ケ置カセラレ候病院ト奉承畏候、伏テ惟ルニ國家御仁恵ノ深キヲ体認被爲、在管内小児一人モ漏レザル様病院ヨリ種痘ヲ施シ其厄難ヲ救ハシム御盛徳河無量然、而其謝金一児貳朱ト相定メ以上活計ノ厚薄ニ隨フト云、徂シ区区戸長ヲシテ謝金ヲ糾集セシム、戸長稍有識見者ハ於病院醫道ハ仁術ト聞ク、貧者江向フテ定額ノ金ヲ責テ不能糾合ト諭説辨解スル者有之、或ハ村内ニ可播種ノ児ナシト答フル者有之ト傳承仕、是全ク上下之情有所阻隔相通セサルニ由

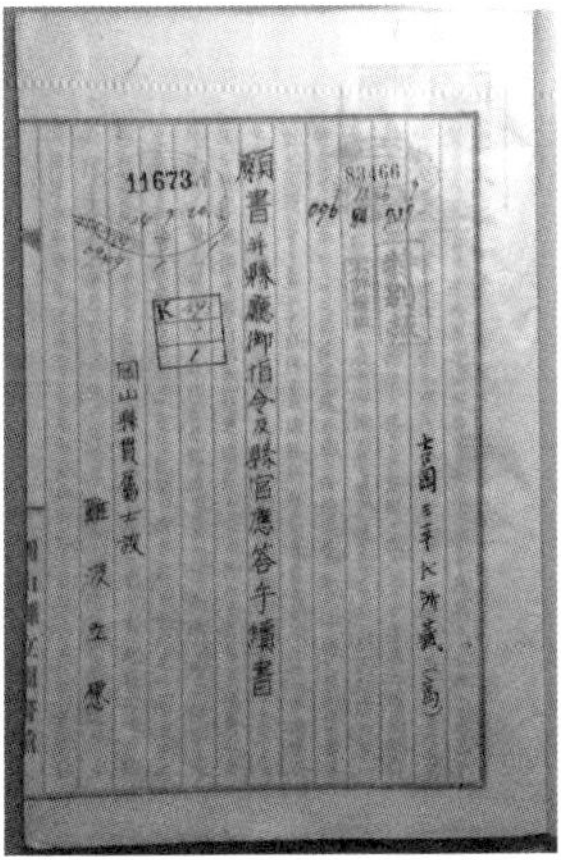

本扉

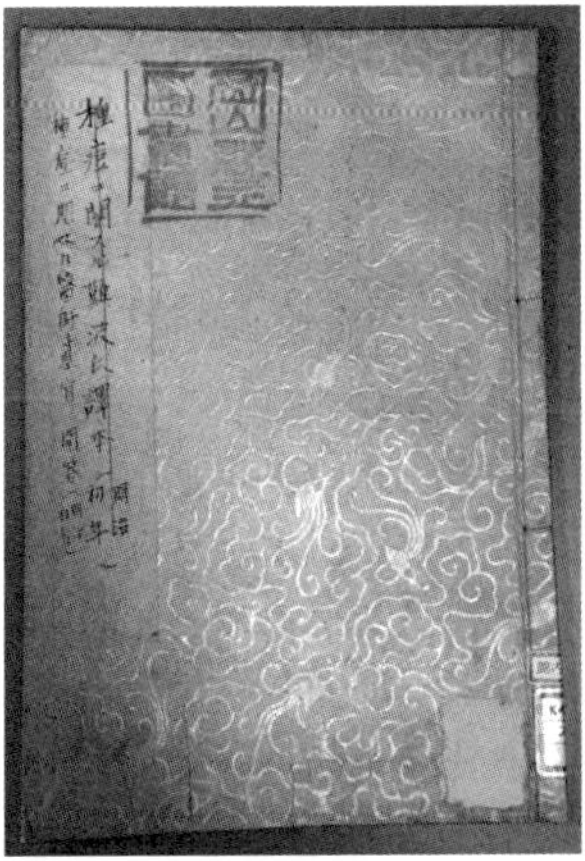
表紙

「種痘ニ関スル医師ト県官ノ問答」（岡山県立図書館蔵）

ルナリ

（「医師ト県官ノ問答」より）

除痘館の流れを汲む病院での種痘について、万民を救うための種痘が貧民に対しても幼児一人につき2朱と有料定額で行われているとの不満が、こんこんと書かれている。そして、

何卒御廳ニ請ヒ奉テ御禁ヲ御開カセ賜ヒ、病院江不能乞其所遺漏ノ者無謝金ニテ種痘ヲ施行仕リ、小児ノ厄難ヲ救ヒ慈父母ノ心ヲ慰センコトヲ奉懇願候

（「医師ト県官ノ問答」より）

と、明治3年（1870）から続いている除痘館・病院以外での種痘の禁令を止め、（自分たちに）無謝金（無料）での種痘をさせて欲しい、と嘆願しているのである。

この幼児一人につき2朱という種痘料金はどの程度の金額かというと、1両を1円とすると12銭程度である。この頃の他の県の初種痘料が10銭から20銭だったので、岡山が他県に比べてとりわけ高いわけではない。

しかしながら、この頃の薬の相場は「薬1日分米1升」（1日分の薬が米1升の値段と同じ位）であり約5銭が相場であった。これと比較すると、12銭程度の種痘料の割高感は否定できない。

この後、岡山県は明治11年（1878）に種痘料を1児3銭以下（加えて生活が

厳しい者は無料）と大幅な値下げをしているので、この頃（明治6年頃）、医師や人びとの間で、県の病院が独占的にお金を取って種痘を行っていることへの不満が高まっていた可能性は高い。

（7）特に厳しかった明治6年の岡山県の種痘布令

ここで、この章の最初に触れた「種痘館規則」（明治3年（1870））の翌年に出された「種痘局規則」（明治4年（1871））の内容をみてみたい。ここでは、

種痘術免状相受候者ハ、自今自宅或ハ他ニ於テ社ヲ結ヒ、相当ノ謝儀ヲ受ケ、博ク其術ヲ可致施行事、自今種痘医ニ有志ノ者ハ、免許相受候医家へ入門其術伝習ノ上免状可願出事

と書かれている。

つまり、明治4年における政府の種痘免許の方針は、大学東校などへの入学は不要で、他の種痘医に弟子入りして技術を学び出願することも認めるとしている。そして、その免許を受けた種痘医は、医師個人宅や結社（グループ）を結成し、料金をとって種痘を行うことも認めるとしている。実は、岡山県と異なり、わずか1年で政府は種痘に対する方針を変更（緩和）していたのである。

この新方針は、明治7年（1874）の「種痘規則」でも受け継がれていて、「種痘医

タランモノハ、師家ヨリ其術習熟ノ証書ヲ受ケ、履歴書ヲ副ヘテ地方庁ニ願出ヘシ」と書かれている。つまり、誰に種痘の技術を学んだかの履歴書（証明書）を添えてそれぞれの府県庁に出願すれば、それを認める、という訳である。

実際、この頃は他の大半の府県でも同じような方針で種痘が行われていた。つまり、医師個人での種痘を禁止し県の病院が全てをとりしきり有料で種痘を行う、という岡山県の方針は、とりわけ厳しいものだったのである。「医師ト県官ノ問答」に見られるように、県民や県内の医師たちが不満をもつのも当然といえ、だからこそ難波経直は岡山県に、病院以外での種痘の禁令を止め、自分たち民間の医師にも種痘をさせて欲しい、と嘆願したのである。

(8) 怒る難波経直《つねなお》

先にふれた明治6年（1873）9月28日の経直の嘆願に対して、県庁からは10月4日に回答があった。しかしそれが「種痘をしたいというのならつべこべいわずに、病院に免許申請をしなさい」という木で鼻をくるような内容だったため、経直は怒った。「医師ト県官ノ問答」には次のように書かれている。

是全病院江其利ヲ網スルノ私心ヨリ出ルコトナルベシト風評区区御坐候、尤第三條ニ医習練願出候得バ免許可致ト有之候ニ付、是迠管内医師願出候者往往有之候得共、所謂虚設ニテ於病院テヲサエテ不許之、一國ノ医師ハ勿論慈幼者迷惑仕ルノ多キヲ傍観仕兼、九月廿八日建白差上申候鄙情御推憐之程奉希上候

これには、病院へ全ての利益を誘導したいという県の邪《よこしま》な考えではないかという噂もあるし、また、種痘免許を出願すればいいというが病院が抑えてしまっていて許されない（先にふれた中島友玄の免許はこの後の明治7年のこと）。これによって皆が迷惑しているので9月28日の嘆願を出したのだ、というのである。激しい言葉が綴《つづ》られた文章からは、経直の強い怒りを読み取ることができる。

(9) 大野松斎《しょうさい》に助けを求める経直

どうやら県は立愿の申し入れに応じなかったようで、これに焦《じ》れた立愿は同年10月15日に東京に上った。そして、元文部省種痘局免状掛の種痘医・大野松斎の下で種痘の技術を学んだという証書を差し出し、岡山県に種痘免許を申請すると

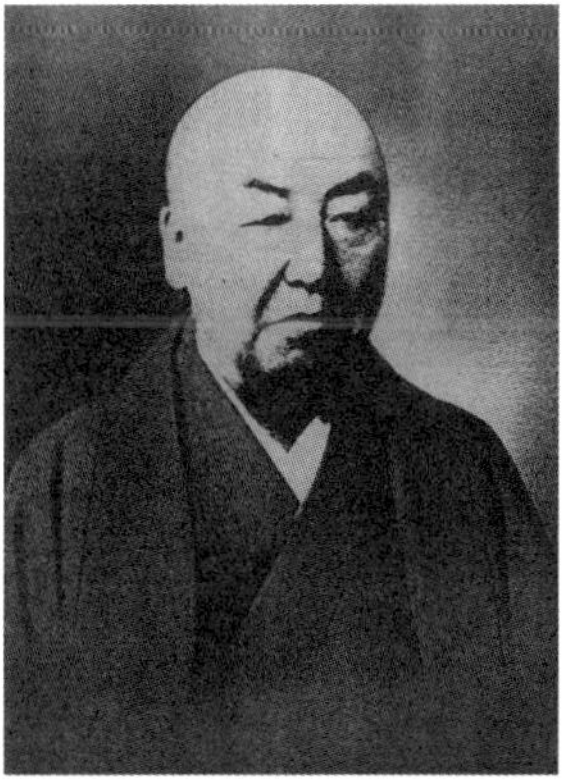

大野松斎
(「近代名医一夕話」より)

いう行動にでたのである。
「医師ト県官ノ問答」に書かれた証書の写しは次の通りである。

大野松齋證書ノ寫

岡山縣士族　難波立愿

右之者、私門人ニ而種痘術習熟致候間、御縣地ニ於テ右術普行為仕度、依之御廳ヨリ御許可状下賜度、此段奉願候也

元文部省種痘局免状掛

東京種痘醫　大野松齋

明治六年十月

岡山縣権令新荘厚信殿

岡山縣参事石部誠中殿

この大野松斎という人物は一体何者であろうか。

大野松斎（文政2年（1819）〜明治21年（1888））は秋田に生まれ、蘭方医の新宮涼庭《しんぐうりょうてい》や坪井信道《つぼいしんどう》に師事した。その後、江戸浅草三間町で開業し、嘉永2年（1849）には伊東玄朴《いとうげんぼく》から痘苗を譲り受け、種痘活動を開始した。戊辰戦争の際には徳川幕府の将軍の侍医・松本良順《まつもとりょうじゅん》から幕府の医学館の痘苗の保存と継承を託されたほどの人物であった。

維新後は大学東校種痘館で指導的な立場となり、種痘館が廃止された後、明治10年（1877）に民間の種痘医結社（グループ）である種痘積善社《せきぜんしゃ》を設立し、自ら貧民へ施種券（ワクチン接種券）を配布し無謝儀（無料）で種痘を行うだけでは

なく、東京府が発行した施種券を持参した者にも無料で種痘を行った。

つまり、大野松斎は旧幕時代の江戸下、そして明治時代の東京下の種痘事業に大きな貢献をした種痘医であり、今でこそあまりその名は知られていないが、明治時代から昭和初期にかけては、北里柴三郎や佐藤泰然《さとうたいぜん》、野口英世、森鷗外らとともに名医と並び称される人物であった。

難波経直は、このような大人物の下で種痘を学んだ証書を差し出すという、行動にでたのである。

(10) 岡山県に苦言を呈す大野松斎

このような経直による強烈な一手に対して、岡山県庁側はなんと「松斎義、今非役故、證書採用不相成」と、大野松斎が既に役人ではないことを盾に（この時点では松斎は役人を辞めており民間の立場から種痘活動をしていた）、その証書は採用しないと回答した。経直はこれに対し、次のように応じた。

此度病院江出頭種痘検査ヲ請可申事ト御書下ケニ相成、大野松斉無役之者ニ付證書ニ不相立旨木畑中属殿ヨリ御示談被成候、熟考仕候処、御当縣下此迠種痘御免許状頂戴仕候者一人モ無之、私儀初而願上候義ニ御座候于、今病院医師御免許状頂戴仕候者一人モ無之、其病院江出頭検査ヲ請可申道理更無御坐様奉存候

（「医師ト県官ノ問答」より）

この頃、そもそも岡山県下には東京の種痘館・種痘局の種痘免許を持っているものは一人もなく、私が初めて県下での申請者である。それなのに、免許を持っているものが一人もいない病院に出頭検査を申請するということはおかしいではないか、というわけである。

この岡山県庁の対応に、経直だけではなく東京の大野松斎も、11月28日の書状で次のように苦言を呈している。

> 但シ去ル壬申九月中文部省ヨリ皇國一般御布告以來、諸府縣下本省ヨリノ免状無之縣ニ於テ者改而許状難申出次第ニ、而小子證状差出御聞済ニ相成候縣モ多数有之候事ニテ、御縣ノミ御採用不被成候段御申越御不公平ニテ無之哉
>
> （「医師ト県官ノ問答」より）

文部省（種痘館・種痘局）の免状を持った医師がない他の県では、自分（松斎）の出した証書で通用しているところがたくさんあるのに、岡山県のみが不採用なのは不公平ではないか、というわけである。

（11）県庁の役人と怒鳴り合う経直

しかし、なんとこれにも岡山県は応じなかったようで、両者の対立は決定的なものとなった。

県庁の役人と経直が怒鳴り合いをしてい

たことも文書に書かれている。

東馬大喝一聲云、縣廳ノ穴ヲ探グリニ來ルヤ、立愿云、穴ヲ探クラント欲スルニアラス、又不知御廳有穴否、御裁判之御旨趣愚昧之僕江貫徹不仕処ヨリ、再三御尋申候、左様ニ大喝不被成、愚昧悟開仕兼候者江ハ一日御諭解被成覺悟不致、二日三日尚覚悟不致、数日ノ後貫徹了解致シ候迠、幾重ニモ御教諭被下候事方今御官員ノ御職掌カト奉存候

（「医師ト県官ノ問答」より）

県庁の役人の東馬が「お前は県庁の穴（ミス）を探りに来たのか。」と大声で怒鳴り、それに対して経直が「穴を探りに来たわけではない。そもそも穴があるかどうかなど自分には分からない。県庁のご判断がどういうものか、愚昧《ぐまい》な（頭の悪い）私にはよくわからないので、何度もお聞きしているのです。そんなに怒鳴り散らさずに、理解できない人間には一日といわず何日でも諭し聞かせるのがあなたの仕事ではないのですか。」という訳である。売り言葉に買い言葉、とはこういうやり取りのことであろう。

これは明治6年（1873）12月25日のことであった。

結局岡山県庁側は、今までの方針を変えず、試験方式のやり方を強行してしまったらしく、その試験がどのように行われたのかは、先にみた「種痘諸事留」の翌

明治7年3月の記述の通りである。

(12) 逆転勝利を収める経直

しかし、先にふれた通りこの頃の政府や他の多くの府県では、岡山県がこだわった試験方式ではなく、他の医師に入門して学ぶ方式で種痘免状がだされていた。そして明治7年（1874）10月に明治政府がだした新たな法令「種痘規則」が、岡山県の頑《かたく》なな姿勢を変えさせることになる。「種痘諸事留」の明治8年（1875）1月の記録によると、ついに岡山県庁が経直の主張するやり方に方針転換したことが書かれている。

種痘之義、今年新ニ御布告有之、願書井履歴書又種痘習伝之師家證書共指出へき
との義ニ付、左之通相認候

つまり、今年（明治8年）に新しい布告が県庁から出され、願書に履歴書かどの医師に学んだかの証書を出せば種痘免許を出す、ということになったのである。

明治3年の除痘館の設立からはじまった、明治初期の岡山における種痘は、紆余曲折を経て、ようやく明治8年1月にこの形に落ち着いたのである。

これにより、県内の医師たちから免状申請が同年多数でたようで、その願書がいくつも残されている。（118頁参照）

なぜこのように、県庁と民間の医師たちが激しく対立するようなことになってし

まったのだろうか。

それは、前の章でみた通り、岡山では緒方洪庵や難波抱節らといった種痘の先駆者がおり江戸時代から既に種痘が活発であったということと、岡山藩という大藩の存在があるのではないだろうか。

つまり、幕末にかけて岡山では既に在村の医師たちによる広範な種痘活動が行われており、その一方で、表高30万石、実高は50万石に迫るといわれた大藩・岡山藩の存在は、廃藩置県直前の明治3年に医学館・除痘館やそれを中心にした種痘システムなどの社会資本の構築を可能にし、それらを岡山県が引き継いだのである。

「医師ト県官ノ問答」に書かれた岡山県庁と難波経直の大喧嘩は、実は民間医師たちと岡山県との間の主導権争いでもあったのである。

さて、この争いでは難波経直に代表される民間の医師たちに軍配が上がった。

彼らによる種痘活動は一体どこに向かうのか。それを次の章でみてみよう。

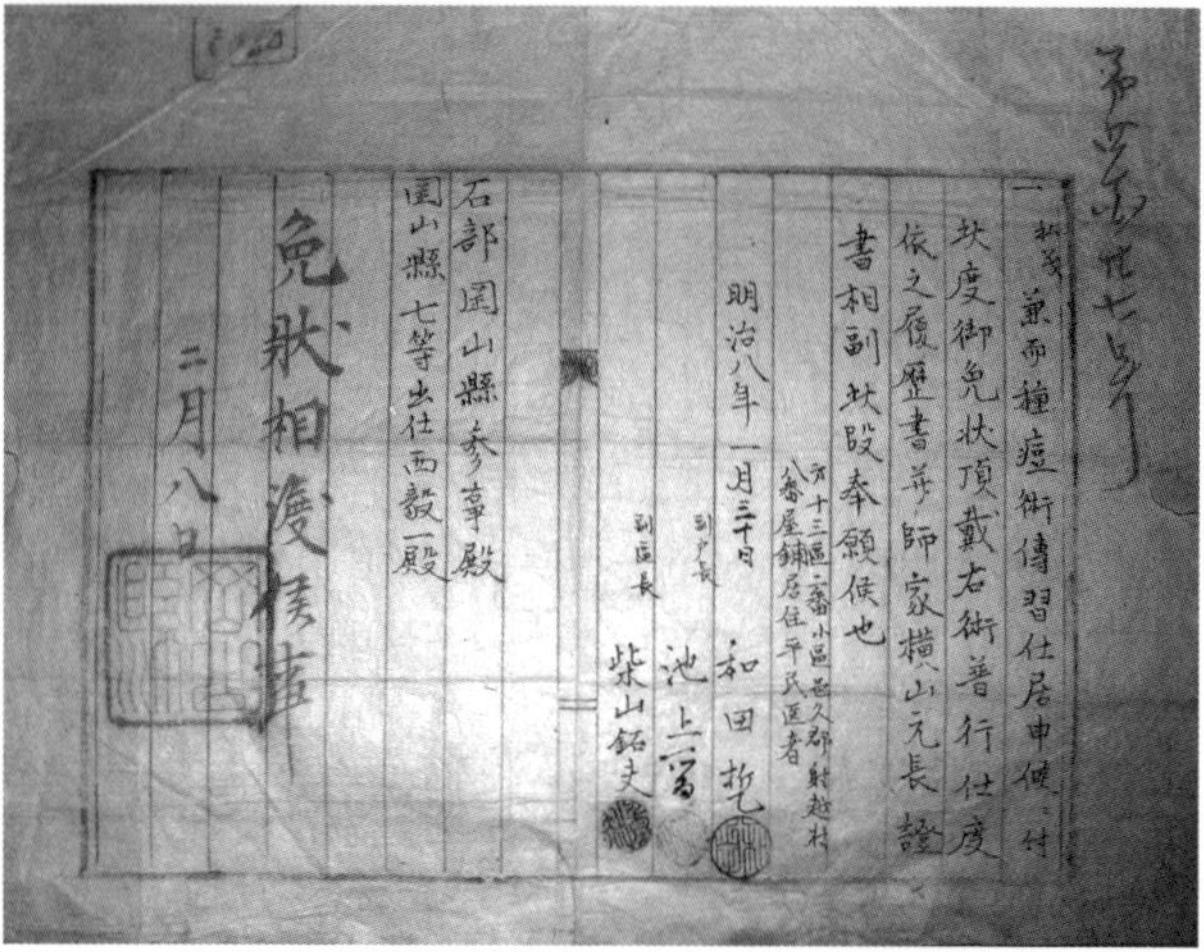

種痘免状頂戴願（和田哲《たもつ》）（中島醫家資料館蔵）

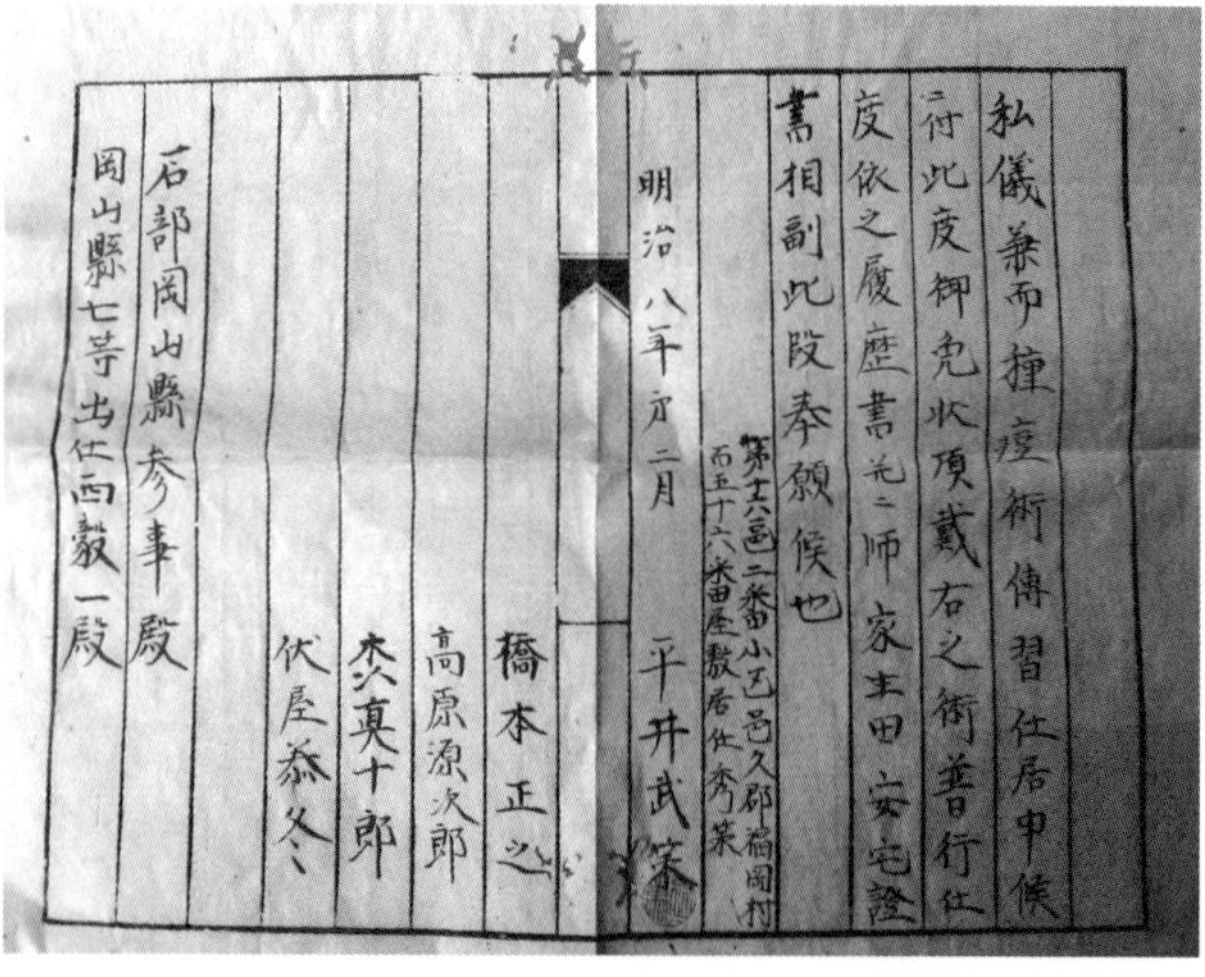

種痘免状頂戴願（平井武策）（個人蔵）

第7章　難波経直ら民間の種痘医の活躍

(1) 独自の種痘活動「救助種痘」

この後、難波経直は独自の種痘活動を開始する。ここに明治9年（1876）1月18日付けの経直による「救助種痘普及仕度御願」という岡山県令高崎五六《ごろく/いつむ》宛の文書がある。この冒頭には次のように書かれている。

私儀種痘御許可以來、救助種痘施行仕居候得ドモ、兎角施術不廣、今後御管内種痘醫ニ乏シキノ地方ニ於テ、幼少救助ノ爲養子同姓邦彦ヲシテ出張播種爲仕度奉存候、固ヨリ手数料一切謝却不収之専ハラ

種痘が許可されて以来、「救助種痘」を行ってきたがその活動が広まらないので、今後岡山県内で種痘医の少ない地域で子どもたちを助けるために養子の邦彦と無料の種痘を行いたい、というのである。

岡山県内での無料の種痘活動のことを経直は「救助種痘」と呼び、岡山県庁の許可のもとに大々的に始めようとしたのである。

「救助種痘」は、明治9年1月に経直が県庁へ願書を出す前から草の根的に他の医師も行っていたようで、明治8年に和田⿱折乙《たもつ》(中島⿱折乙)の個人医師名で県庁に提出された「貧民救助之タメ無謝義ニテ」種痘を行いたいという願書も残されている。

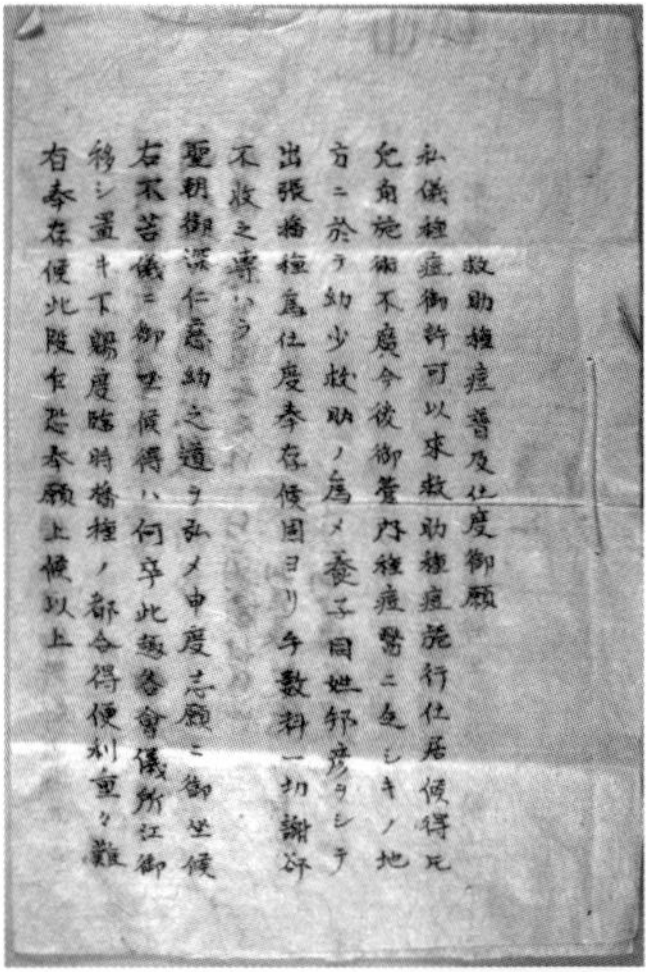

救助種痘普及仕度御願
（中島醫家資料館蔵）

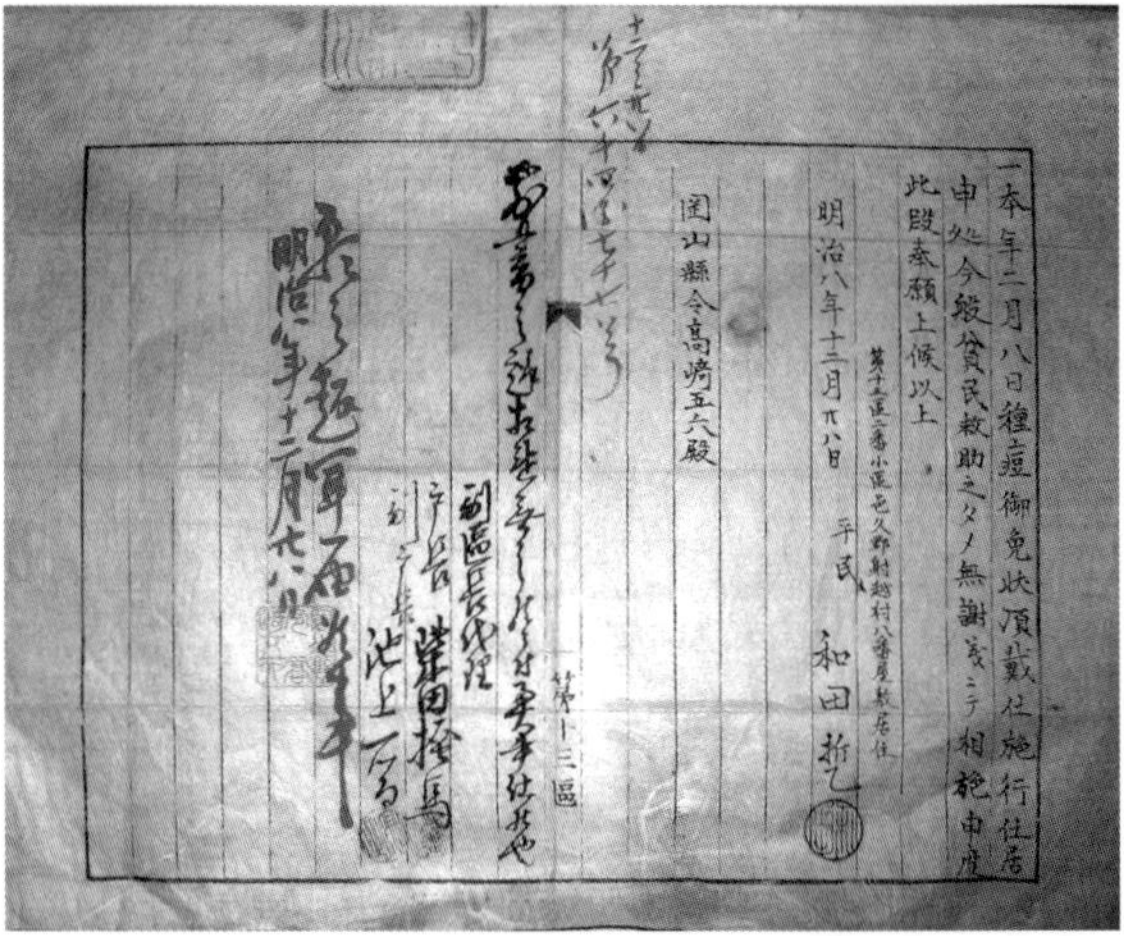

無謝義種痘願（中島醫家資料館蔵）

（2）『種痘伝習録』

無料の種痘＝「救助種痘」については、経直が著した『種痘伝習録』（明治9年）の附録つきの版にも書かれている。『種痘伝習録』とはどのような本なのだろうか。初版は明治9年（1876）1月24日と、先の「救助種痘普及仕度御願」の日付の6日後である。『種痘伝習録』の序文に次のような文言が書かれている。

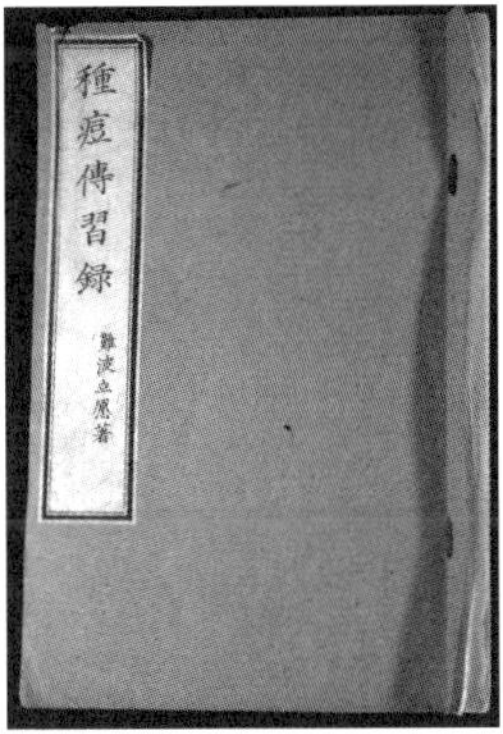

『種痘伝習録』表紙
（中島醫家資料館蔵）

> 局ヲ設ケ検査シ且施種スレバ則或ハ普拡ノ妨ケアルヲ悟リ、五年壬申九月種痘館ヲ止メ医師検査ノ法ヲ廃シ、更ニ令ヲ発シ師家保証ヲ目的トシ免状ヲ賜ヒ医師自宅ヲ種痘所ト為ス、同七年十月三十日再申スル方今御規則ヲ以テ全国医師ヲシテ各府県ニ於テ師家保証ニ因テ許可ヲ賜フテ此術ヲ施スコトヲ得セシム

つまり、種痘館（局）をつくり（種痘技術の）検査を行いその上で種痘（ワクチン接種）を行う、という形では種痘普及の妨げになる。なので、（政府は）明治5年9月（文部省布達第29号のこと）に種痘館を廃止し、技術を学んだ医師の証書を出せば種痘免許をとれるようにし、さらに

医師の自宅を種痘所としてもよい。明治7年10月30日にも同様の規則が（政府から）出ている、というのである。

「医師ト県官ノ問答」にある岡山県庁との大喧嘩（第6章参照）における経直の主張が繰り返され、まるで県庁に対する勝利宣言のような内容である。自分が岡山の種痘を背負って立つのだという、経直の強い自負と自信が表れた書と言えよう。

実際、この書はまず聖武天皇の頃から天然痘が発生していることなど種痘に関する歴史をひも解きながら、我が国には嘉永2年（1849）に牛痘苗がもたらされたこと、その接種の方法はどうすればいいのか、接種が善感か不善感か（成功か失敗か）はどう判断すればいいのか、といったことが書かれており、これから種痘を行おうという医師に対する入門書のような内容になっている。

それだけではない。『種痘伝習録』の後の版にはこの本の表紙にもある再帰《さいき》牛痘苗など、当時の種痘の最先端の情報も追加されている。

『新訂牛痘奇法』（嘉永2年）に、この頃の痘苗（ワクチン素材）の人から人へのうえ継ぎの光景が描かれている。ここまで何度か触れてきたとおり、この頃の痘苗はうえ継ぎが必要でありまた大量生産はできず、それにより度々痘苗の効力低下が発生していた。

これらの弱点を補うべく、再帰牛痘苗という、新しい痘苗の供給方法が試され始めていた。すなわち、痘苗を一旦牛にうえ戻し（再帰とは、もう一度牛に戻す、という意味である）、その牛から痘苗を直接一気に大量生産しようというのである。

『種痘伝習録』の明治14年（1881）版に描かれている再帰牛痘苗は、まさに当時最新の種痘技術の一つであった。

このように、「自分たち民間の医師たちが種痘を担うのだ」という強い自負と自信が表れた書が『種痘伝習録』だったのである。

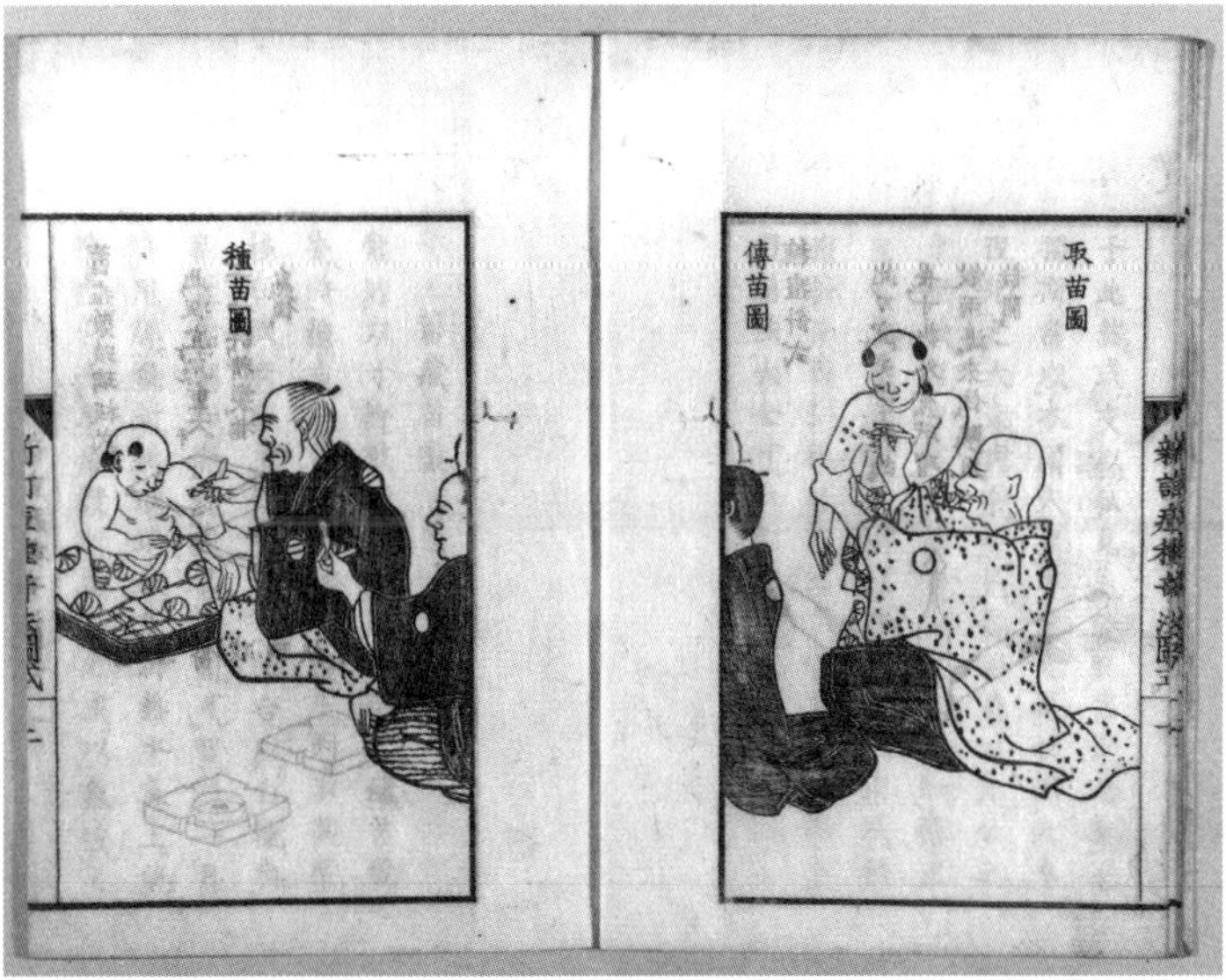

『新訂牛痘奇法』（京都大学貴重史料デジタルアーカイブ蔵）

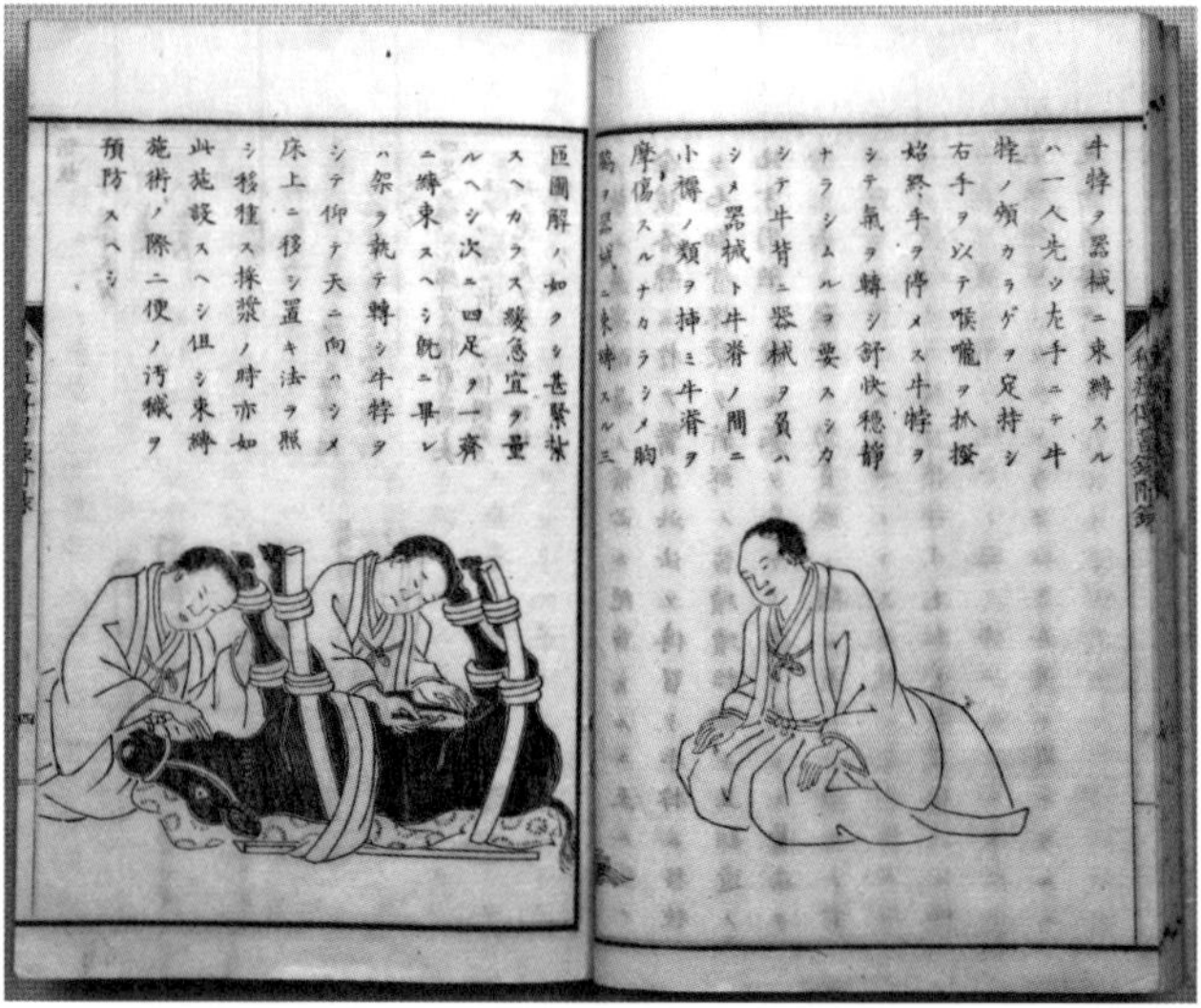

『種痘伝習録』（明治14年版）再帰牛痘苗の生産光景
（国会図書館蔵）

机をひっくり返したような器具の脚に、同じくひっくり返された牛の４本の脚が固定され、牛の腹（乳房）に痘苗（ワクチン）をうえているのが分かる。

(3) 全県的な活動「救助種痘」

話を救助種痘に戻そう。明治9年1月18日に経直から県庁に提出された「救助種痘普及仕度御願」は直ぐに県庁に受理されなかった。おそらく県庁と経直の間のわだかまりが残っていたのであろう。近友勝彦氏(岡山県郷土郵便史研究会会長)によると難波経直の手紙には、明治9年1月から7月まで何度も救助種痘を公認するように県庁に願書を出し、8月に至ってようやくそれが受理されたことが書かれている。この活動が県庁などに必ずしも好意的に受け取られていたわけではなかったことが伺える。

では、どのくらいの医者が経直の「救助種痘」に参加したのであろうか。明治9年(1876)10月3日版の『種痘伝習録』の附録には「岡山県救助種痘医名簿」が掲載されている。これによると、なんと備前国で110名、備中国で36名、美作国で34名、合計180名の医師が参加しており、まさに全県的な規模の種痘活動であったのである。そして、この参加した医師の数は決して一時的なものではなく、明治17年(1884)のその活動終了までの約8年間、継続的に約200名程度で推移することになるのである。

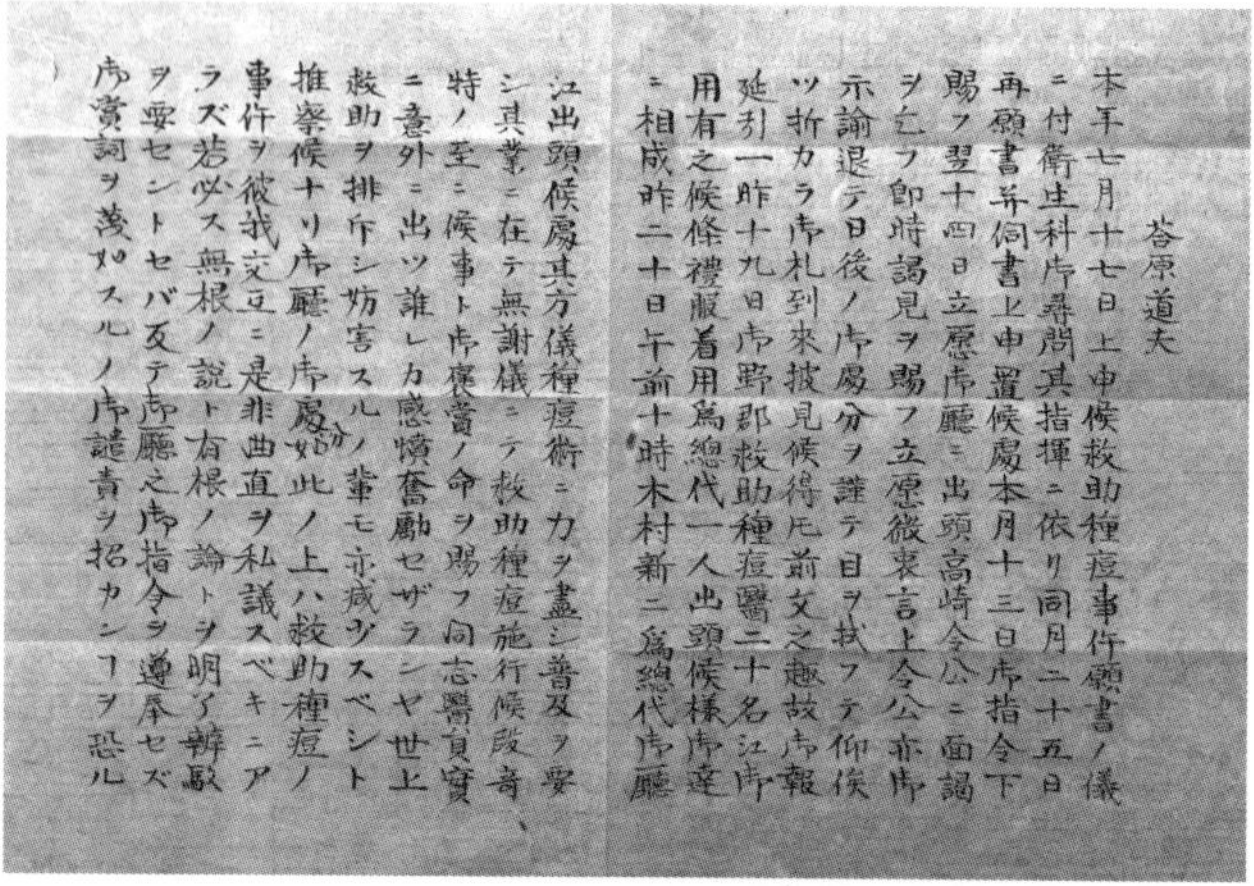

菅原道夫
本年七月十七日上申候救助種痘事件願書ノ儀
ニ付衛生科御尋問其指揮ニ依リ同月二十五日
再願書并伺書上申置候処本月十三日御指令下
賜ヲ翌十四日立願御庁ニ出頭高崎令公ニ面謁
ヲ乞フ即時謁見ヲ賜フ立願微衷言上令公亦御
示諭退テ日後ノ御処分ヲ謹テ日ヲ拭フテ仰候
ツ折カラ御札到来披見候得氏前文之趣故御報
延引一昨十九日御野郡救助種痘医二十名江御
用有之候條禮服着用為総代一人出頭候様御達
ニ相成昨二十日午前十時木村新二為総代御庁
江出頭候処其方儀種痘術ニ力ヲ尽シ普及ヲ要
シ其業ニ在テ無謝儀ニテ救助種痘施行候段奇、
特ノ至ニ候事ト御褒賞ノ命ヲ賜フ同志医員實
ニ意外ニ出ツ誰レカ感憤奮励セザランヤ世上
救助ヲ排斥シ妨害スルノ輩モ亦蔵ツスベシト
推察候ナリ御庁ノ御処分如此ノ上ハ救助種痘ノ
事件ヲ彼我交互ニ是非曲直ヲ私議スベキニア
ラズ若必ス無根ノ説ト有根ノ論トヲ明了弁駁
ヲ要セントセバ反テ御庁之御指令ヲ遵奉セズ
御賞詞ヲ蔑如スルノ御譴責ヲ招カンコヲ恐ル

難波経直の手紙（個人蔵）

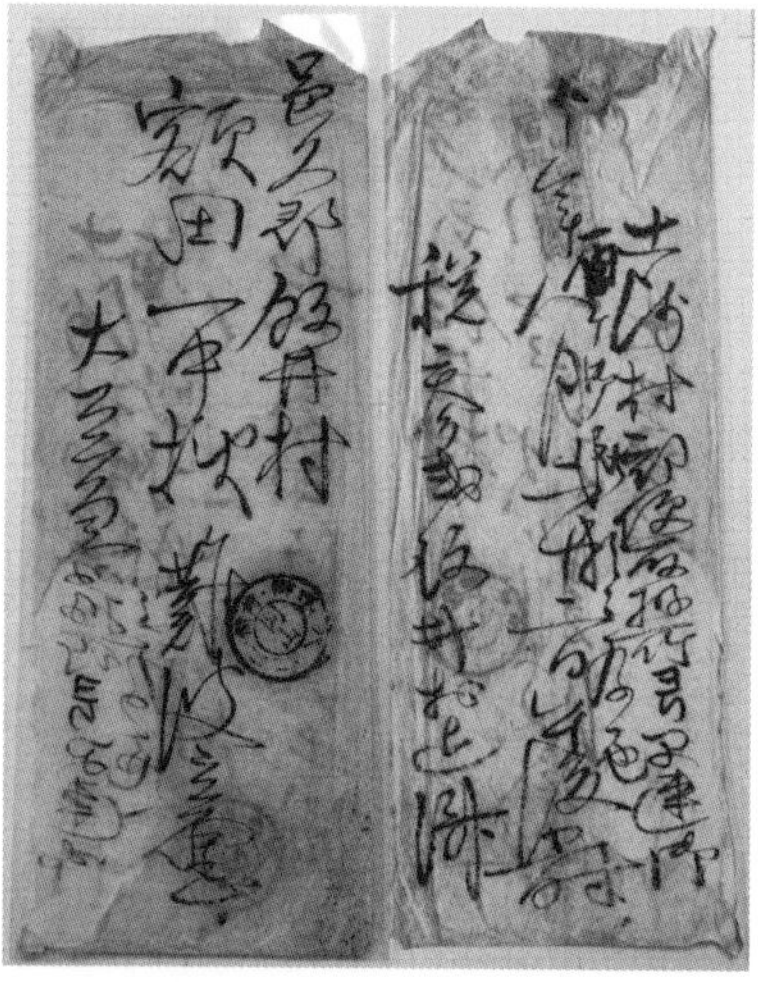

難波経直の手紙の封筒
（個人蔵）

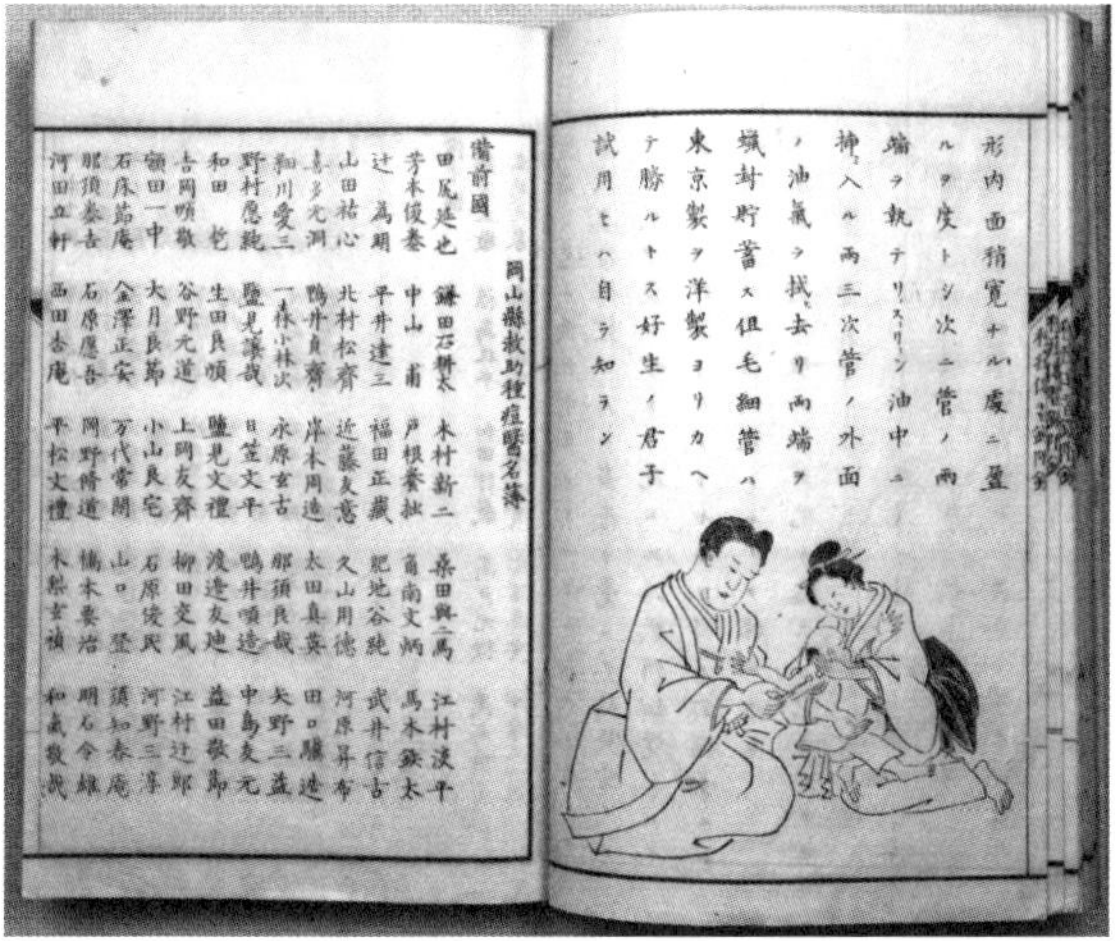

『種痘伝習録』巻末の救助種痘医名簿
（津山洋学資料館蔵）

（4）なおも続く県庁側の抵抗

この全県的な規模の民間主導の「救助種痘」は、しばしば公文書（岡山県布達）にも登場し、表向きには公的な種痘活動のひとつと位置づけられた。しかしながら、県庁側の抵抗はなおも続いた。岡山

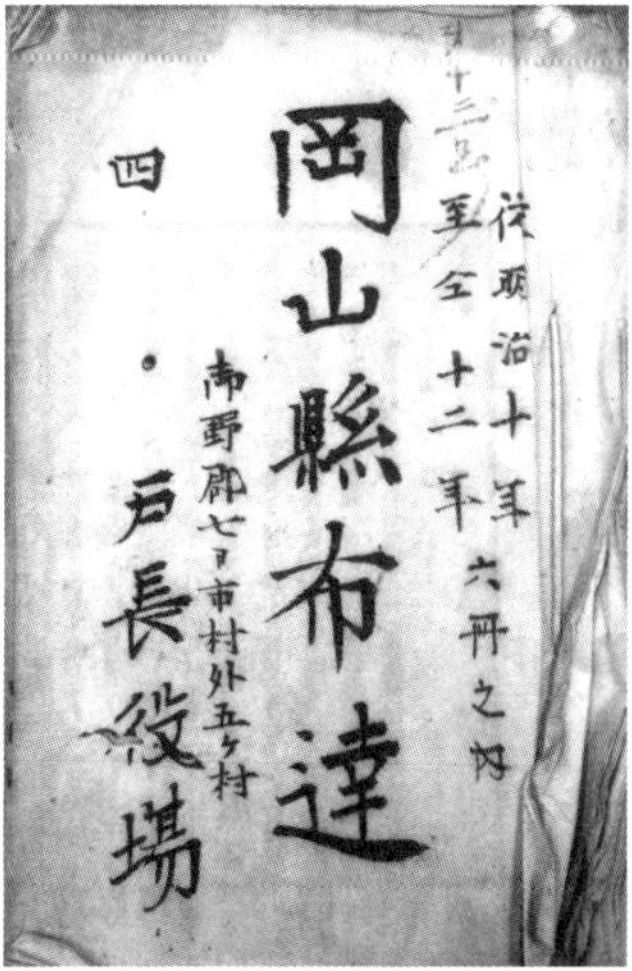

『岡山県布達』（個人蔵）

県布達明治11年乙第87号には次のように書かれている。

救助種痘醫ノ名義ヲ相廢シ、一般種痘施術料一兒金三銭以下ト相定候…（中略）…但貧民無謝儀ニテ種痘相受度者ハ、該村戸長ヨリ可申立事

つまり、それまで認めていた「救助種痘医」の名義を廃止し、12銭程度から3銭に大幅に値下げしつつも、「定額、ただし貧民には無料」という以前の形に戻してしまったのである。

この背景には、当初明治新政府は、「種痘規則」（明治7年（1874））や「種痘医規則」（明治9年（1876））などで、医師とは別に種痘医という職業身分（免許）を認めていたが、医師免許制度の導入によって、徐々に医師への一本化の方向へと舵を切りつつあったことがあると考えられる。

(5)「救助種痘」から「種痘勧善社《かんぜんしゃ》」へ

このような県庁側の奇策を、難波経直は黙って受け入れなかった。彼は「救助種痘」を「種痘勧善社」へと名前を変えた。この「種痘勧善社」は、岡山県内で無謝金（無料）による種痘活動を行う医師による結社であった。つまり、種痘医ではなく一般の医師たちがボランティアで種痘活動をおこなう、という形にした

のである。

『種痘伝習録』の明治14年（1881）版の附録では、明治9年版で救助種痘医の名簿があった部分が、「岡山県下備作三国無謝金種痘勧善社同盟医員名簿」に書き換えられており、「救助種痘」のときとほぼ同数の約200名の医師の名前が掲載されている。経直ら民間による種痘活動は名前を変えて継続されたのである。

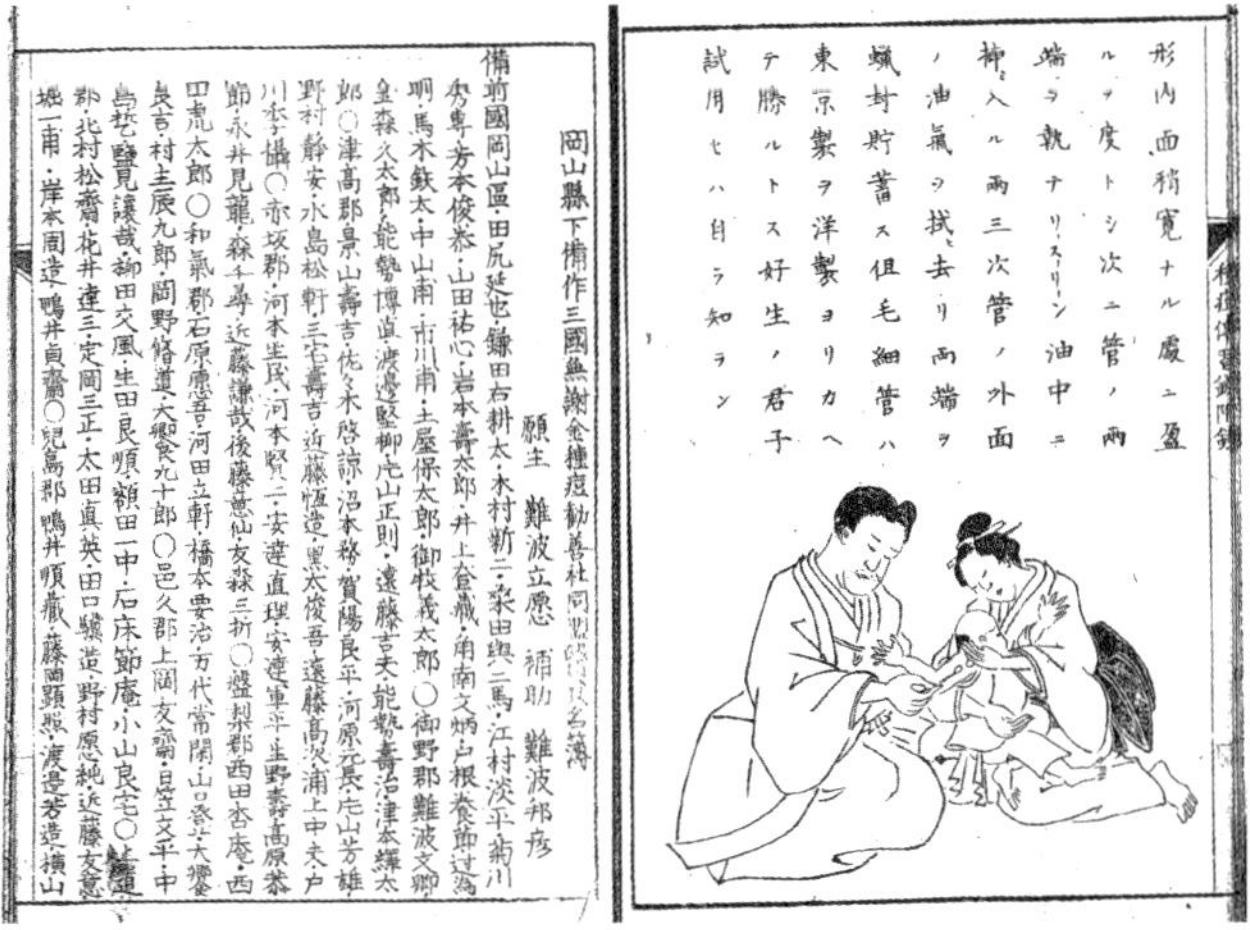

『種痘伝習録』巻末の種痘勧善社名簿（国会図書館蔵）

(6) 大野松斎による「種痘積善社《せきぜんしゃ》」

それでは、経直による「種痘勧善社」は全国的にみてどの程度の活動だったのだろうか。ここで先に触れた、大野松斎の東京府での種痘活動を見てみよう。

第6章で記したように、当初は東京の大学東校種痘館の中心的な役割を果たしていた大野松斎は、明治4年（1871）の種痘館廃止の際に野に下り、明治10年（1877）に民間の種痘医結社である「種痘積善社」を設立する。

明治12年（1879）に坂本董野によって書かれた『続種痘弁疑』には次のようにある。

明治十年八月東京府下種痘医員四十余名結社天然痘予防法一層普及ノ良法ヲ設ケ府下億兆ノ衆嬰児ヲ保護センコトヲ議リ本月十四日上申許可ヲ経テ種痘積善社ヲ創立ス

「種痘積善社」は明治10年8月に設立され、当初の規模は種痘医40余名、同書の「積善社人名表」では54名であった。

その活動内容はどのようなものであったのか。『続種痘弁疑』の明治10年9月27日の部分には次のように書かれている。

施種券之儀ニ付願

今般御聞届相成候種痘積善社概則ニ準シ、施種券ヲ製シ各区務所並有志之輩ニ配賦シ、府下一般ノ貧民ニ授与シ、無謝

ニテ施行致度候間、雛形相添此段至急奉伺候也

つまり、無料の種痘券（ワクチン接種券）を東京府下の貧民に配布し、種痘活動を行おうというのである。

実はこの種痘結社が設立される2カ月前の明治10年6月、東京府は「東京府施療券及牛痘施種券発行規則」を出し、大野松斎と同様の活動を開始していた。この規則の冒頭で次のように書かれている。

今般貧民患者救助の為め管内各区へ区医を置き別冊施療券及牛痘施種券等発行規則に依り施療可為致

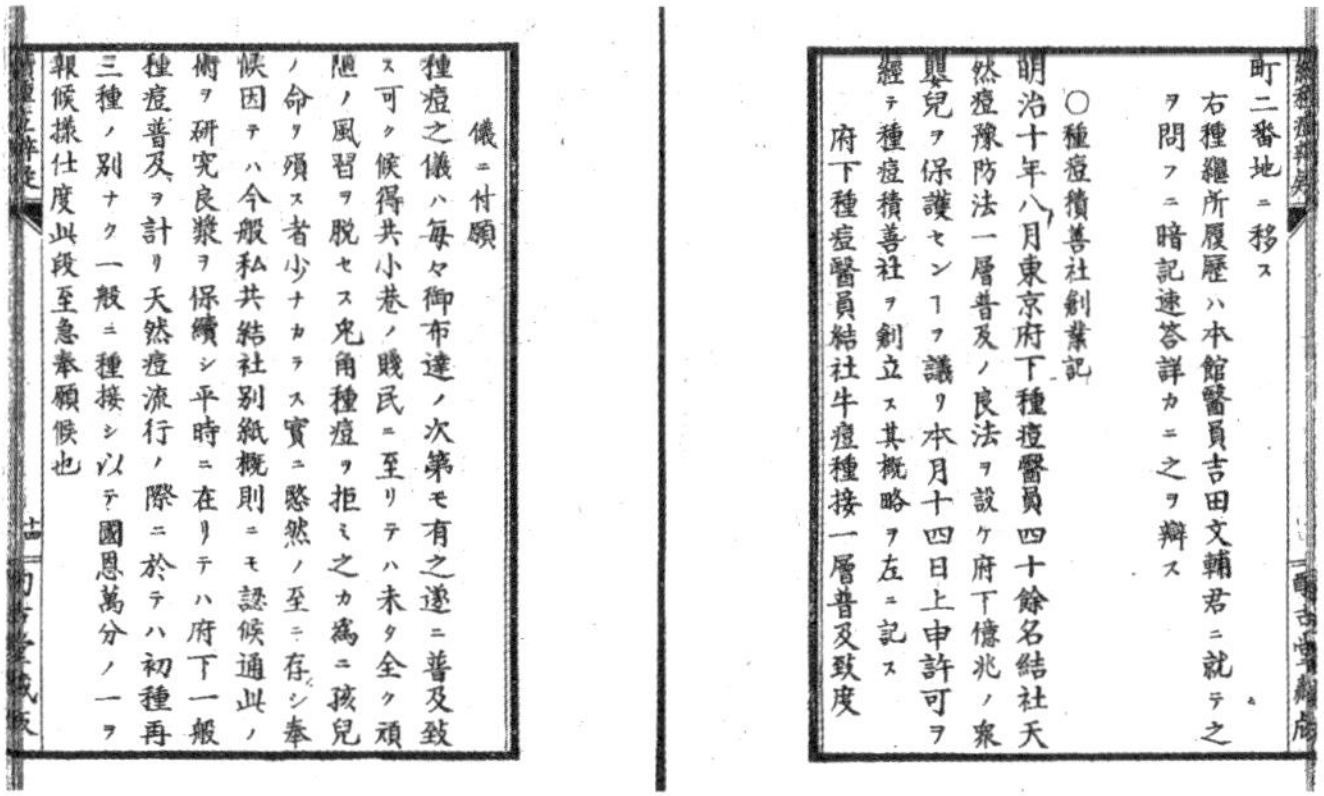
町二番地ニ移ス
右種繼所履歴ハ本館醫員吉田文輔君ニ就テ之ヲ問フニ暗記速答詳カニ之ヲ辯ス
○種痘積善社創業記
明治十年八月東京府下種痘醫員四十餘名結社天然痘豫防法一層普及ノ良法ヲ設ケ府下億兆ノ衆嬰兒ヲ保護セントヿヲ議リ本月十四日上申許可ヲ經テ種痘積善社ヲ創立ス其概略ヲ左ニ記ス
府下種痘醫員結社牛痘種接一層普及致度儀ニ付願
種痘之儀ハ毎々御布達ノ次第モ有之遂ニ普及致ス可ク候得共小巷ノ賤民ニ至リテハ未タ全ク頑陋ノ風習ヲ脱セス兎角種痘ヲ拒ミ之カ為ニ孩兒ノ命ヲ殞ス者少ナカラス實ニ愍然ノ至ニ存シ奉候因テハ今般私共結社別紙概則ニモ認候通此ノ術ヲ研究良漿ヲ保續シ平時ニ在リテハ府下一般種痘普及ヲ計リ天然痘流行ノ際ニ於テハ初種再三種ノ別ナク一般ニ種接シ以テ國恩萬分ノ一ヲ報候樣仕度此段至急奉願候也

『続種痘弁疑』の中の「種痘積善社についての記述」
（国会図書館蔵）

つまり、東京府は貧しい人向けに、無料の診療券と種痘券の配布を開始しており、「種痘積善社」の活動はこれを補完する立ち位置であったらしい。

実際、『続種痘弁疑』の明治11年1月10日の部分で次のように書かれている。

当社施種券所持ノ者ノ外、先般御府ニ於テ御發行相成候牛痘施種券持参ノ者、当社員ニ於テモ施種致候様、御許可相成度

「種痘積善社」発行の種痘券だけではなく、東京府発行の種痘券でも無料で種痘する、というのである。このことからも、「種痘積善社」は東京府の種痘活動を補完する立ち位置であったことがわかる。

(7) 群を抜いていた「種痘勧善社」

明治初期の全国各地の種痘の実施状況はまだ十分に解明されている訳では無い。しかしながら、種痘医が全国的に不足していた可能性は高く、一部の県では、農民に技術を学ばせて種痘医にしていたところもあった。それらと比べれば、政府のお膝元の東京は、間違いなく江戸時代から種痘活動が盛んであった。この東京と比較しても、明治初期岡山の難波経直の「種痘勧善社」はかなり大掛かりであったことは間違いないであろう。

それは、「種痘積善社」では参加者数が40〜50人であるのに対し「種痘勧善社」では全県的に医師が参加し約200名と、

4〜5倍の規模であったことだけではない。東京府や「種痘積善社」、そして岡山県が行おうとしていた種痘活動は「定額、ただし貧民には無料」であった。これに対し、先の「救助種痘普及仕度御願」には一切手数料をとらないとあることや、「種痘勧善社」は「無謝金」を旗印にしていたことから（第7章（8）参照）、どうやら経直の活動は完全無料を目指していたらしい。

このような大規模な種痘活動が、難波経直という一民間医師により全県的に組織され実施されていたことは、全国的にみても誠に驚くべきことであろう。

（8）明治17年まで続いた「種痘勧善社」

それでは、「種痘勧善社」の種痘活動はいつまで続いたのであろうか。明治17年（1884）の「山陽新報」第1487号（4月25日）に、経直による次のような告知広告が掲載されている。

無謝金種痘勧善社

同盟有志諸君ニ報告ス

今度岡山縣御廳へ解社ノ御届書上申如左、先年無謝金種痘勧善社御許可ヲ得テ結社シ、醫員同志貳百五十餘名ニ及フ、近来人民亦牛痘預防ノ完全ニシテ人生ニ大益アルヲ悟ルナリ、乃是　天朝御至仁ノ波及スル所、殆ント縣下天然痘ヲ患ウ

ル者ナキニ至ル、於是乎立愿之志願達セリ、既ニ勸善ヲ要セサルナリ、依之今度解社仕候此段御届申上候也

明治十七年四月廿一日

岡山區天瀬住難波立愿

無謝金種痘勧善社の活動は参加医師数250余名にも及びこれまで行ってきたが、それが功を奏し種痘の意義が民衆に伝わり天然痘が発生しない状態になった。自分（立愿＝経直）の念願が達成されたので、結社を解散する、というのである。

実際、「日本帝国統計年鑑」などによると、岡山県は明治12年（1879）と13年（1880）にそれぞれ21人の天然痘患者が発生しているが、その後は一桁となり、明治17年には患者は発生していない。

この時点をもって、民間医の結社による大規模な種痘活動に終止符が打たれ、同じ年にそこで指導的役割を果たした難波経直は死去する。

そして、種痘活動は、明治18年（1885）に政府により新たに制定される「種痘規則」の体制に引き継がれることになるのである。

なお、痛恨なことに、明治19年（1886）には天然痘が全国的に流行し、岡山県でも2700人以上の患者と500人近い死者が発生している。明治19年になってなぜ天然痘が勢いを盛り返したのかはよくわかっていない。また歴史にイフは禁物とはいう。しかしながら、経直ら民間の

医師たちの種痘結社活動が継続していたら、いや、経直が存命なら、多少なりともその流行は抑えられたのだろうか。

年　次	患者	死亡
明治 12年（1879）	21	0
明治 13年（1880）	21	2
明治 14年（1881）	5	0
明治 15年（1882）	1	0
明治 16年（1883）	3	0
明治 17年（1884）	0	0
明治 18年（1885）	53	6
明治 19年（1886）	2745	479

明治 19 年までの岡山における天然痘の発生数
（日本帝国統計年鑑、岡山県統計年報より）

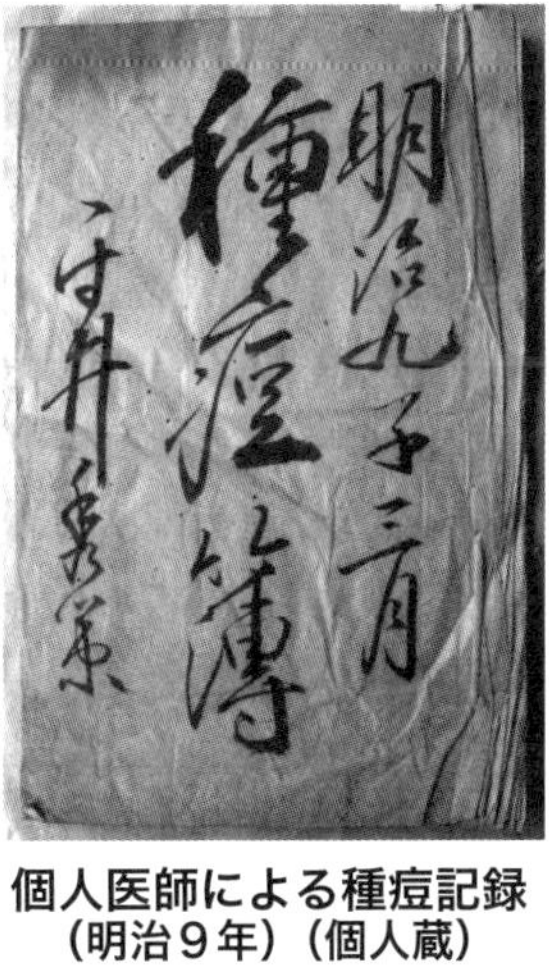

個人医師による種痘記録
（明治９年）（個人蔵）

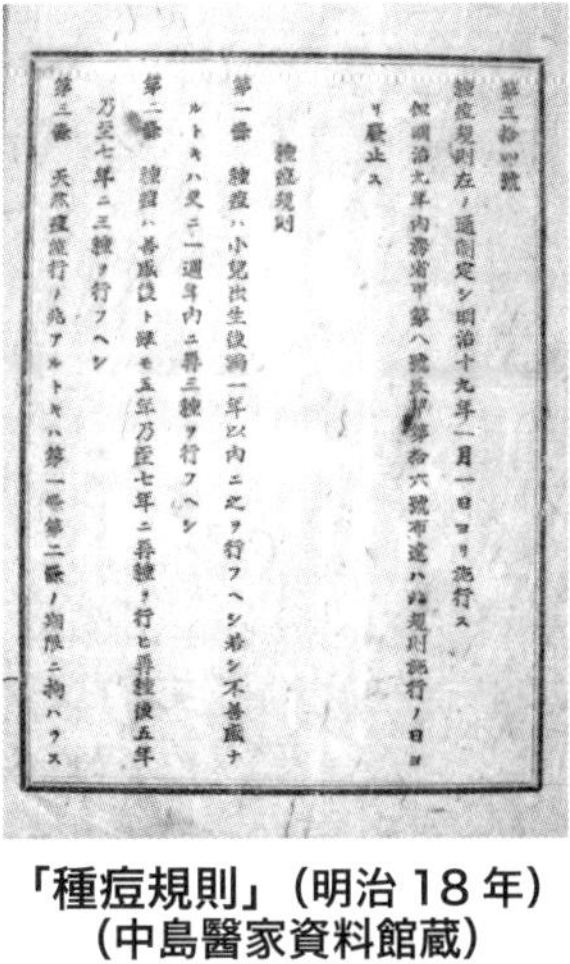

第三拾四號
種痘規則左ノ通制定シ明治十九年一月一日ヨリ施行ス
但明治九年内務省甲第八號[illegible]第拾六號布達ハ此規則施行ノ日ヨリ廢止ス

種痘規則

第一條　種痘ハ小兒出生後滿一年以内ニ之ヲ行フヘシ若シ不善感ナルトキハ更ニ一週年内ニ再三種ヲ行フヘシ
第二條　種痘ハ善感後ト雖モ五年乃至七年ニ再種ヲ行ヒ再種後五年乃至七年ニ三種ヲ行フヘシ
第三條　天然痘流行ノ兆アルトキハ第一條第二條ノ期限ニ拘ハラス

「種痘規則」（明治 18 年）
（中島醫家資料館蔵）

コラム

なぜ経直ら民間の医師たちは無料の種痘活動を行ったのか

明治初期の種痘料金は、10～20銭程度が相場だったようである。これは、当時の薬の値段、一日の薬のお金からすると多少高めではある。実際、いい加減な種痘を有料で行い、私腹を肥やす医者もいたという他県の記録もあるが、なぜ経直ら岡山県の民間の医師たちはグループ・結社をつくってまで無料で種痘を行ったのだろうか。

もちろんその理由には、「医は仁術」であり、多くの人びとを病気から救うという医師たちの使命感もあったに違いない。

しかしながら、筆者には別の理由もあったように思えてならない。それは、種痘は患者囲い込みの手段だったのではないだろうか。

実際、無料であったり、あるいは有料だったとしても1回の種痘料金は大多数の場合極端に高いわけではなく、種痘だけで莫大な利益が得られるようなものではなかった。それなのに、幕末には種痘の活動範囲をめぐって隣接する医師たちが激しく揉《も》めたりしていた記録も残っている。（第5章参照）そして、明治期に入ると経直ら民間の医師が県庁に対して執拗に「自由に無料での種痘実施」を主張し、大喧嘩したことは第6章でみた。さらに、明治4年（1871）に中島家（中島友玄）

は有力者に金品を贈ってまで種痘の役医になろうとしたが、4年後の明治8年（1875）には養子の中島哲が「貧民救助之タメ無謝義ニテ」種痘を行うことを県庁に願い出ていることもみた（加えて、哲は経直の活動にも参加している）。

これらの医師たちの言動・行動からわかることは、種痘活動は直接的には利益を挙げるものではないが、医師としての活動の根幹に関わるものであった、ということではないだろうか。

つまり、種痘は接種の際に1度医者に行けば済むものではなく、接種が成功したかどうかの確認や、さらに複数回行う必要もある。そして接種の対象者が幼児であることにも注目したい。これから大人になっていく幼児に対して、種痘の接種という名の下、何度も接触し医療行為を行うのである。そしてそれによって、天然痘という恐ろしい病気を免れるわけなのだから、接種医はその幼児のかかりつけ医の立場になれる可能性が高い、というわけである。

日本は医者の数が近世（江戸時代）の段階でもかなり多かった。大雑把に言って人口千人に一人の医者がおり（現在は400人に一人）、恐らく医者同士の競争や営業活動がかなり激しかった。

もちろん医者の使命感もあったことは間違いないだろうが（例えば、難波経直の父親の抱節は、コレラ対応に追われるなか、自らもコレラに罹患し死亡している）、江戸時代から種痘が盛んに行われていた岡山において、種痘接種は医師が患者を囲い込むための大きなチャンスとなっていたのではないかと、筆者は考えている。

なお蛇足ながら、江戸時代から日本では既に医者の数がかなり多かったことは、①医師はどこでも自由に開業することができ、②患者（国民）はそれらに自由にアクセスでき、そして③民間の医療機関によって医療システムの主たる部分は支えられている、という現在の日本の医療制度の特徴にもつながっているといえよう。

第8章　天然痘の終息と種痘の終焉

（1）全国の天然痘の流行

明治時代に入ってから、当初は落ち着いていたかにみえた天然痘の流行は、皮肉にも種痘を含む医療の近代化が進み始めた明治10年代後半頃から再び流行を繰り返すようになっていった。内務省ならびに厚生省のデータによると、全国で1万人を超える患者が発生した年は、明治18・19・20・25・26・27・29・30・41年であり、特に明治19年は患者数7万3337人、死者数1万8676人にも上り、何度も流行が繰り返されてゆく。

しかしながら大正時代以降は、終戦直

後の混乱期の昭和21年（1946）に1万7954人を記録したことを除けば、天然痘の患者数は急速に減少してゆく。

この背景には、種痘の接種技術の改良・向上や痘苗の供給体制の整備がまず挙げられる。特に再帰牛痘苗による痘苗の生産体制の進歩により、明治25年（1892）1月には人伝牛痘苗（人から人へのうえ継ぎ）の使用が全廃され、全ての痘苗が牛から大量生産された再帰牛痘苗となった。

さらには、種痘の制度的確立による接種率の向上も見逃せない。昭和15年（1940）の『衛生年報』によれば、昭和11年（1936）から15年まで、種痘の対象者（義務者）に対して、第1期種痘の接種率はほぼ9割に達し、特に昭和15年には90・43％であった。

『医制百年史』によれば、「戦況の悪化とともに伝染病の予防対策は、次第にゆきとどかなくなり、各種伝染病が根強い流行をみせ、（中略）動員につぐ動員による人手不足や物資の不足、医薬品の統制等により戦争という目的の前にはあまりみるべき対策を立てられず、終戦を迎えた。」これにより、終戦直後の昭和21年（1946）に大きな流行がみられた。

しかしながらその後、患者数が100人を超えたのは翌昭和22年の386人と、昭和24年（1949）の124人のみである。終戦直後の流行が急速に抑えられていった背景には、昭和23年（1948）に公布された予防接種法の存在がある。つまりこの法律は、天然痘を含む12疾病の予防接種が罰則付きの義務とされるなど、かなり社会防衛の色彩の色濃いものであり、これによって天然痘を含む感染症の発生は急速に減少してゆくことになる。厚生省のデータによれば天然痘は昭和30年（1955）に一人の患者が発生した後はしばらくゼロの年が続き、昭和48年（1973）と翌49年にそれぞれ一人の患者（いずれも輸入例）が発生したのが我が国における天然痘患者の発生の最後となっている。

天然痘（痘瘡）患者数・死者数の推移（明治9年～昭和48年）

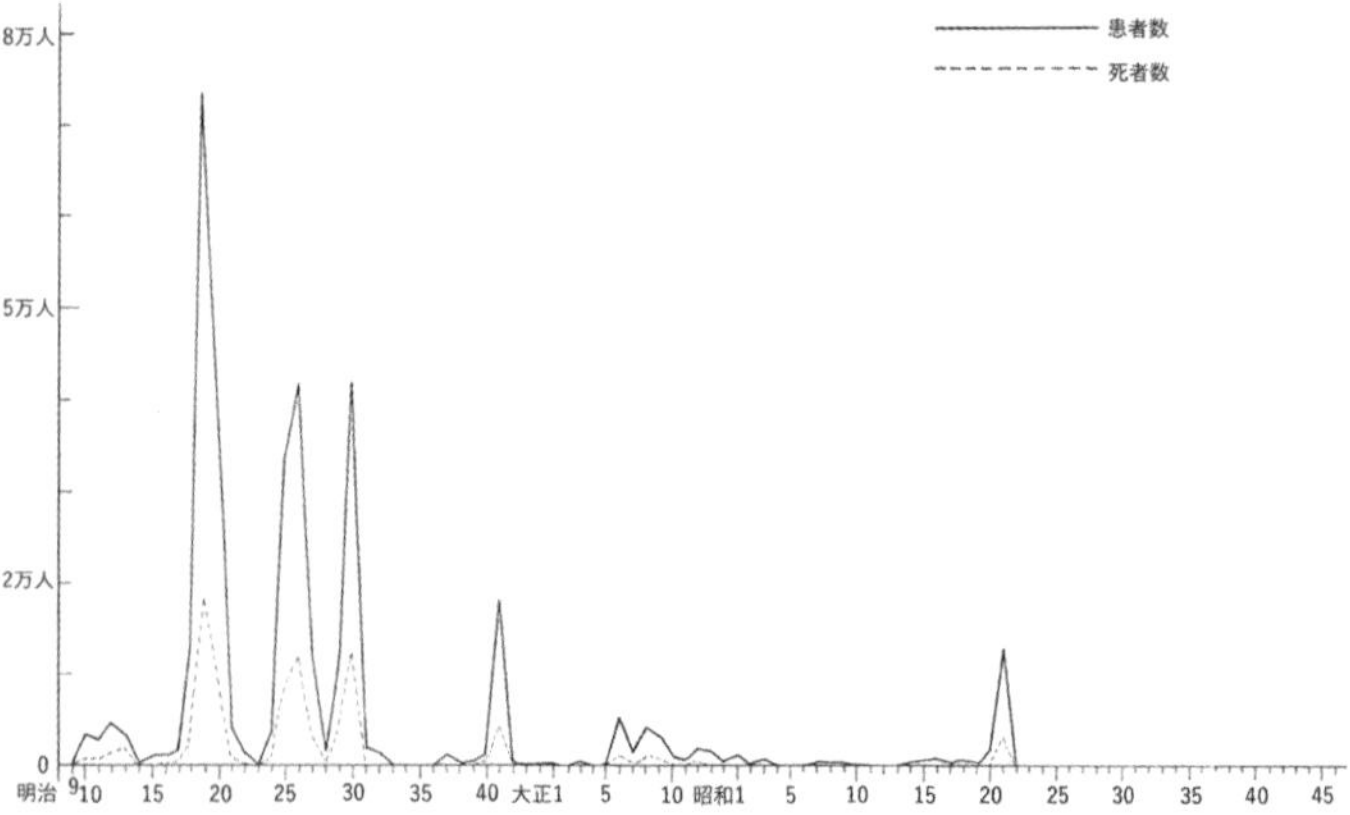

『医制百年史』より

（2）岡山県の天然痘の流行

岡山県の天然痘の流行の傾向も、全国とほぼ同じである。「岡山県統計年報」などによると、岡山県で千人を超える患者が発生した年は、明治19年（1886）に2745人、明治26年（1893）に2795人であるが、徐々に流行は下火となっていった。それ以降で100人を超えるのは、明治29・30・41・大正6年であり、終戦直後の昭和21年に238人を記録したことを除けば、多くても20人台、大半の年はゼロか一桁が続くことになる。そして、岡山県と厚生省の公式の記録では昭和26年（1951）の患者一人が岡山県における最後の発生となっている。

ただし、昭和31年（1956）8月26日～28日、岡山地検検察事務官一人が真性天然痘を発症したとの新聞報道があり、密入国者から感染したのではないかと推測され強制種痘の準備もなされたとある。実際、「岡山市政要覧」には、昭和31年に天然痘発生により定期種痘以外に4092人に対して臨時種痘が岡山市内で実施されたことが書かれている。

この昭和31年の天然痘発生は、岡山県と厚生省の公式の記録から抜け落ちてしまっている。実は、昭和29年（1954）以降「岡山県統計年報」の衛生の統計データ一覧から、前年まで存在していた「痘瘡」の項目が消失してしまっている。このことが公式記録からの抜け落ちの原因と推測できる。

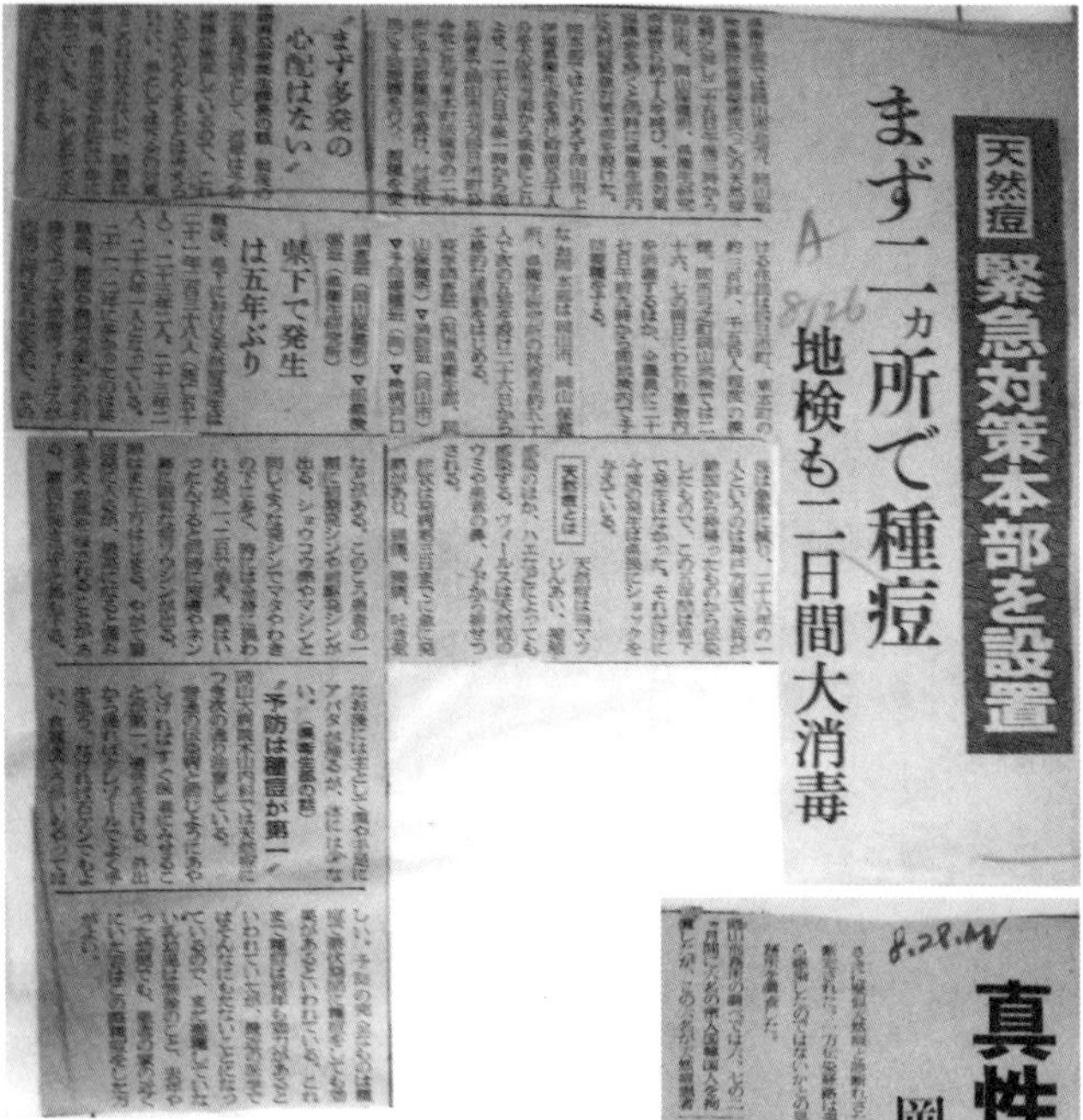

天然痘 緊急対策本部を設置

まず二カ所で種痘

地検も二日間大消毒

"まず多発の心配はない"

県下で発生は五年ぶり

天然痘とは

"予防は種痘が第一"

朝日新聞
（1956年（昭和31年）
8月26日）

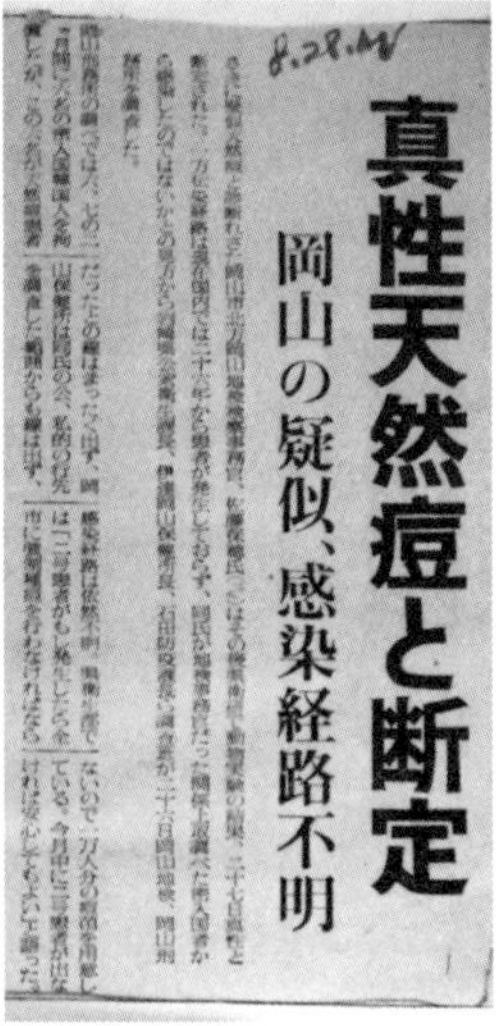

真性天然痘と断定

岡山の疑似、感染経路不明

朝日新聞
（1956年（昭和31年）
8月28日）

いずれにせよ、これを最後に昭和30年代半ばになると、岡山県での天然痘の発生はほぼゼロになったことに違いはない。

(3) 種痘接種率の向上と副作用の社会問題化

岡山県衛生部「衛生行政の現況」によると、岡山県内種痘接種率は下の表の通りである。

昭和31年に県内で天然痘患者が発生したことや、航空機による国際的な人の往来の増加により、欧米諸国で流行地からの天然痘侵入のケースが増加したこともあり、昭和30年代に岡山県の接種率は急速に向上してゆき、昭和30年（1955）に58・7%にまで落ち込んでいた接種率は、昭和40年（1965）には95・6%にも達する。

しかしながら、接種率向上とそれによる患者発生低減は、少なからず副反応・副作用を伴う予防接種への「本当に予防接種は必要なのか」という疑念を常に想起させることになる。すなわち、昭和30

昭和 30年	58.7%
昭和 35年	93.7%
昭和 40年	95.6%
昭和 45年	85.7%
昭和 48年	86.2%
昭和 49年	89.2%
昭和 50年	83.1%
昭和 51年	0.0%

岡山県内の種痘接種率

～40年代にかけて我が国の様々な感染症に対する予防接種体制が整備されていくに従って、逆説的に予防接種事故に対する社会的関心が高まってゆく。

本県においては、昭和41年（1966）4月、新見市から委託された予防接種事故が発生した場合の賠償責任の所在について、市長側からの回答に新見医師会が納得せず同市と対立状態になり大きな問題となった。

この頃は予防接種事故について公的な調査・情報収集が行われておらず被害状況は表面化していなかったが、この昭和41年の新見市の件は、予防接種事故に対する社会的関心の高まりを裏付けるものであり、その動きのなかでも全国的にみてもかなり早い時期のものと言えよう。

さらに、昭和42年（1967）、世界保健機関（WHO）から「日本の種痘ワクチン株は副作用が強すぎる」との通知がなされる。昭和26～42年にかけて、全国で約100名の乳幼児が種痘後脳炎で死亡していたことや、昭和43年（1968）3月、隣の香川県で幼女が種痘後脳炎で死亡し国と県を相手取り訴訟を起こしたこともあり、本県でもにわかに種痘の安全性に対する社会的関心が高まっていった。

(4) 昭和45年の種痘禍と種痘の終焉

このような流れのなかで、昭和44年（1969）1月には厚生省の許可のもと公益財団法人「予防接種リサーチセンター」が都内に設置され、種痘後脳炎の本格的な追跡調査が始まった。そして昭和45年（1970）に入ると、種痘を受けた乳幼児が各地で死亡したり後遺症に苦しんでいることが大々的に報道されるようになり全国的な問題へと発展する。同年6月には、特定の製薬メーカーの特定のロットによる異常や死亡例の多発の問題から、種痘制度そのものを揺るがす大問題へと急展開していった。

厚生省も当初は種痘を継続する意向であったため、岡山県衛生部もワクチンを他のメーカー製に切り替えて種痘を継続しようとした。しかしながら、医師に責任を一方的に押し付けられる可能性があるとして、岡山県医師会は同月23日、種痘の全面中止を決め、厚生省も同年7月に種痘の中止を決断した。

その後、同年7月31日に政府が予防接種事故に対する暫定的な救済（補償）を行政措置として閣議決定し、また、岡山県でも9月14日に予防接種事故対策協議会が発足した。これにより岡山県での種痘が一旦は再開された。

しかしながら、昭和45年度中に岡山県衛生部が政府に補償を申請した県内の種痘接種事故8件のうち同年度中に補償がなされたのは2件、昭和46年度中になされたのは3件であり、この頃の事故に対する救済は十分といえるものではなかった。予防接種法の抜本的改正により、予防接種による健康被害に対する法的救済制度が創設されるのは昭和51年（1976）まで待たねばならず、この時あわせて予防接種義務違反に対する罰則規定が廃止された。

昭和45年から政府の暫定的な救済措置やワクチン株の変更、接種手順の確認と改善、副作用に効果のあるワクチニア免疫グロブリンの輸入などさまざまな事故予防策が取られた。しかし、国内での天然痘患者の発生は昭和48・49年にそれぞれ一人だけであり、しかもいずれも国外で感染したものであったため、「種痘は本当に必要なのか」との議論は続いた。

そして、岡山県では昭和50年（1975）5月に井原市、同年10月に赤磐郡で種痘接種事故が起こったことがきっかけとなり、岡山県医師会は同年12月に種痘接種の中止を決断し、ここに岡山県における定期種痘は事実上終了することとなる。国が定期種痘の廃止を決断したのは、翌51年であった。

明治維新早々に、近代国家の公衆衛生施策の中心と位置づけられ、強制力をもって進められてきた種痘は、患者の発生状況、接種のための技術や医療資源、国や社会の情勢、接種率の向上と相反する形での副作用問題の表面化など、様々な要因に影響を受けた。その歴史は、近代医療の複雑さと難しさを象徴するものだったといえよう。

なお、昭和33年（1958）に世界保健機関（WHO）総会で「世界天然痘根絶計画」が可決された。そして全世界的に開始された天然痘撲滅運動は、「患者を見つけ出し、患者周辺に種痘を行う」（サーベイランス・封じ込め）作戦が功を奏し、昭和53年（1978）の患者発生を最後に地球上から天然痘は消滅し、昭和55年（1980）の天然痘の世界根絶宣言に至り終結した。

エドワード・ジェンナーの牛痘種痘法発表から約180年後のことであった。

天然痘ウイルスは、現在アメリカとロシアの4施設のみに保管されるだけとなっている。

おわりに

令和元年（2019）に中国湖北省武漢市付近で発生が初めて確認され、その後、世界的流行（pandemic）に発展した新型コロナウイルス感染症（Covid-19）に対して、世界各国は自国民へのワクチン接種を急いだ。しかし、その過程は必ずしもスムーズには進まず数多くの段階で様々な問題が発生したことは記憶に新しい。

中国から各国に感染が拡大し、我が国でもクルーズ船での感染発生の報道がなされ、マスクが店頭から消えていった。各国政府によるワクチンの争奪戦がはじまり、ワクチンが輸入されはじめると、今度はワクチンを保管する冷凍庫やワクチンを打つ医師、場所の確保が問題となった。そして接種対象者は誰でどのように接種券を配布するのか…挙げると切りがないほど問題が発生した。

そこで明らかになったことは、現代医療が情報・技術・医療従事者・医療資源などの数多くの構成要素の集合体であり、それら要素の連携が上手くいって初めて機能するシステムである、ということだろう。

天然痘に対するワクチンである種痘もそのような現代医療のひとつであり、本書で明らかにした種痘の紆余曲折の歴史もまさにそれを象徴しているのではないだろうか。そのことを感じていただけたのなら、幸いである。

本書の執筆に際し、写真や資料をご提供くださいました近友勝彦様・安井正文様・平井雄策様をはじめとする皆様方に心より感謝申し上げます。また、木下に医学史研究のきっかけを与えてくださった今は亡き加原耕作先生と中島家の資料を惜しげもなく公開してくださった故中島洋一先生にお礼を申し上げるとともに、ご冥福をお祈りします。また、本書出版の機会を与えてくださった黒田節様と日本文教出版株式会社の外山倫子様に末筆ながらお礼を申し上げます。

なお、本書の研究内容は、JSPS 科研費 23K00260、ならびに、厚生労働科学研究費補助金特別研究事業 JPMH20CA2046、厚生労働科学研究費補助金新興・再興感染症及び予防接種政策推進研究事業 JPMH21HA2011 の助成を受けたものです。

松村紀明　木下浩

参考文献

井上善次郎・桂田富士郎・岡西亀太郎「肝臓ジストマ病取調成績」(『岡山医学会雑誌』19~24号、明治24年)

桂田富士郎「岡山県下ニ於ケル肝臓ヂストマ病取調成績」(『岡山医学会雑誌』14号、明治24年)

上山喜明「岡山県下殊ニ児島郡都窪郡両郡ニ於ケル篦形ニロ虫ノ地理的播布ニ就テ」(『岡山医学会雑誌』247号、明治43年)

矢吹修『近世作南農村史料第1巻』(柵原町郷土文化研究会、昭和35年)

岡長平「コレラ岡山」(『岡山市水道誌』所収、岡山市水道局、昭和42年)

富士川游『日本疾病史』(平凡社、昭和44年)

中山沃『岡山の医学』(日本文教出版、昭和46年)

永山卯三郎『岡山県通史下編』(岡山県通史刊行会、昭和46年)

岡山大学医学部百年史編集委員会編『岡山大学医学部百年史』(岡山大学医学部創立百周年記念会、昭和47年)

津山市史編さん委員会『津山市史第5巻近世Ⅲ—幕末維新—』(津山市、昭和49年)

厚生省医務局編『医制百年史』(ぎょうせい、昭和51年)

山本俊一『日本コレラ史』(東京大学出版会、昭和57年)

添川正夫『日本痘苗史序説』(近代出版、昭和62年)

川村純一『病の克服　日本痘瘡史』(思文閣出版、平成11年)

中山沃『備前の名医　難波抱節』(山陽新聞社、平成12年)

岡山県立博物館平成13年度特別展図録『命を与ふ―医療の歴史―』（岡山県立博物館、平成13年）
井原市史編纂委員会『井原市史Ⅲ　古代・中世・近世史料編』（井原市、平成15年）
井原市史編纂委員会『井原市芳井町史　史料編』（井原市、平成19年）
加藤四郎他監修『大阪の除痘館〈改訂・増補第2版〉』（除痘館記念資料室、平成25年）
アン・ジャネッタ『種痘伝来』（岩波書店、平成25年）
中島文書研究会編『備前岡山の在村医　中島家の歴史』（思文閣、平成29年）
青木歳幸ほか編『天然痘との闘いⅡ』（岩田書院、令和3年）
松村紀明「明治種痘の研究～補完する種痘積善社と対立する種痘勧善社～」（『日本医史学雑誌』第67巻第1号、令和3年）
中央町誌編集委員会『中央町誌　通史編』（美咲町、令和4年）
青木歳幸ほか編『天然痘との闘いⅣ』（岩田書院、令和5年）

協力者

内池英樹　漆間千香子　大戸貴美江　岡山県議会図書室　岡山県立記録資料館　岡山県立図書館　岡山県立博物館　岡山市立中央図書館　岡山大学医学部医学資料室　興禅寺　小島徹　佐藤清明資料保存会　芝原秀法　首藤ゆきえ　杉生恵子　鈴木達彦　田中美穂　近友勝彦　津山洋学資料館　中島祐一　難波経豊　平井雄策　平田良行　松原昌和　安井正文

岡山の種痘に関する年表

西暦	元号	岡山の種痘に関する年表
1791	寛政3	難波抱節誕生
1798	寛政10	エドワード・ジェンナー、牛痘種痘法を発表
1810	文化7	緒方洪庵誕生
1818	文化15	難波経直誕生
1823	文政6	シーボルトが来日し、その後牛痘種痘を行うが失敗
1832	天保3	石井宗謙牛痘探しの届け出
1838	天保9	洪庵が足守へ帰国、兄の子二人に人痘接種 洪庵が大坂瓦町で適塾を開く
1841	天保12	石井宗謙が杉生革斎のもとで人痘種痘
1847	弘化4	石井宗謙が杉生家で人痘種痘を行った女児が死亡
1849	嘉永2	佐賀藩主の子への牛痘種痘が善感（成功） 京都除痘館設置 緒方洪庵が分苗を許可される（大坂除痘館） 伊東玄朴が江戸で種痘 山田成器が総社で種痘

1850	嘉永3	緒方洪庵、足守で種痘を行い葵丘城除痘館を設置 頓宮篤弼が伊部で種痘 山鳴弘斎と小田春斎が簗瀬で種痘 難波抱節が金川で種痘 「散花錦嚢」・「散花新書」・「訳引痘略」が刊行
1858	安政5	江戸お玉ヶ池に種痘所設立
1859	安政6	難波抱節死去
1860	万延1	津山の丸尾玄俊らが作州種痘館設立
1861	文久1	生田安宅「牛痘新説訳」が刊行
1862	文久2	伊木家家臣の子に種痘
1863	文久3	緒方洪庵死去
1866	慶応2	神崎除痘館設立（中島・平井・松原・額田ら） 山川正朔が岡山藩主の子女に種痘 岡山藩、医学館設立を藩医に諮問

西暦	元号	岡山の種痘に関する年表
1867	慶応3	「医学館設立存意書」がまとめられる（藩医らの答申書）
1868	明治1	明治維新
1870	明治3	岡山藩が岡山医学館・除痘館を設立、藩内の民間医の種痘が禁止 山川正朔を除痘館惣引請に任命 姫井道叔・柚木俊硯が鴨方種痘館の医員に 政府が「大学東校種痘館規則」（種痘館規則）制定
1871	明治4	病院の中に種痘所が併設 各郡に種痘医を三人～四人配置 平井秀策が牛文村の種痘御用拝命 中之町に小病院が開設 政府が「東校中ニ種痘局ヲ設ケ規則ヲ定ム」（種痘局規則）制定 廃藩置県
1873	明治6	岡山県が種痘布令、引き続き民間医の種痘は禁止 神崎種痘所廃止 この頃から岡山県庁と難波経直の対立が激化

1874	明治7	政府が「種痘規則」制定 政府が「医制」制定
1875	明治8	岡山県が種痘の方針を変更、平井武策らが種痘免状の申請 原村玄貞・野村習説・松崎謙吉・額田敬哉の「種痘済証」
1876	明治9	「救助種痘普及仕度御願」が書かれる 『種痘伝習録』(初版)が刊行 政府が「種痘医規則」・「天然痘予防規則」制定
1877	明治10	大野松斎が「種痘積善社」設立
1878	明治11	岡山県が「救助種痘医」名義の廃止 この頃難波経直が「種痘勧善社」設立か?
1884	明治17	「種痘勧善社」解散 難波経直死去
1885	明治18	政府が「種痘規則」制定
1886	明治19	天然痘が大流行し、岡山でも27445名が発症4779名が死亡

西暦	元号	岡山の種痘に関する年表
1909	明治42	政府が「種痘法」制定
1948	昭和23	政府が「予防接種法」制定
1956	昭和31	岡山地検検察事務官一人が真性天然痘を発症、県内で大規模な臨時種痘
1958	昭和33	世界保健機関総会で「世界天然痘根絶計画」が可決
1967	昭和42	世界保健機関から「日本の種痘ワクチン株は副作用が強すぎる」との通知
1969	昭和44	公益財団法人「予防接種リサーチセンター」が設置
1970	昭和45	種痘禍が全国的な問題へ
1975	昭和50	岡山県医師会が種痘接種の中止を決断
1976	昭和51	国が定期種痘の廃止を決断
1978	昭和53	地球上での最後の天然痘患者
1980	昭和55	世界保健機関による天然痘の世界根絶宣言

● 岡山県の百科事典

二百万人の **岡山文庫**

○数字は品切れ

- ○25. 岡山の街道・山陽新聞社
- 24. 岡山の酒・小出巌・西原礼之助
- ○23. 岡山の伝説・立石憲利
- 22. 吉備の女性・吉岡三平
- 21. 岡山の風物・岡山県広報協会
- ○20. 岡山の果物・三宅忠一
- 19. 岡山の城と城址・藤井駿・市川俊介
- 18. 岡山の昆虫・倉敷昆虫同好会
- 17. 岡山の魚・青木五郎
- ○16. 吉備路・神野 力
- 15. 岡山の民芸・外村吉之介
- ○14. 瀬戸内海・緑川洋一
- 13. 岡山の建築・巌津政右衛門
- 12. 岡山歳時記・吉岡三平
- 11. 岡山後楽園・宗定克則・杉鮫太郎
- 10. 大原美術館・藤田慎一郎
- 9. 岡山の鳥・杉 鮫太郎
- 8. 岡山の動物・松本邦夫
- 7. 岡山の仏たち・脇田秀太郎
- ○6. 岡山の文学碑・山本遺太郎
- 5. 岡山の民家・鶴藤鹿忠
- ○4. 岡山の古墳・鎌木義昌
- ○3. 岡山の焼物・桂 又三郎
- 2. 岡山の祭と踊・神野 力
- 1. 岡山の植物・西原礼之助

- 50. 岡山の民具・鶴藤鹿忠
- ○49. 備中神楽・山根堅一・坂本一夫
- ○48. 岡山の教育・秋山和夫
- ○47. 岡山の交通・藤沢 晋
- 46. 岡山の現代詩・坂本明子
- ○45. 岡山の駅・難波数丸
- ○44. 岡山の人物・黒崎秀明
- 43. 岡山の藺草・鈴木尚夫・中村昭夫
- ○42. 岡山の医学・中山 沃
- 41. 岡山の短歌・杉 鮫太郎・藤原幾太郎
- ○40. 岡山の刀剣・小林種次
- 39. 岡山の民話・岡山民話の会
- 38. 岡山の川柳・弓削川柳社
- 37. 閑谷学校・巌津政右衛門・坂本一夫
- 36. 岡山音楽夜話・保田太郎
- 35. 岡山の俳句・塩尻青笳・島津青沙
- ○34. 美作路・小山健三
- 33. 岡山文学風土記・大岩徳二
- ○32. 備前焼・小山冨士夫・藤原 雄・中村昭夫
- ○31. 岡山の遺跡めぐり・間壁忠彦・葭子
- 30. 岡山の歌謡・英 玲二
- 29. 蒜山高原・二若・富国・徳山
- ○28. 岡山の旅・岡山県観光連盟
- ○27. 水島臨海工業地帯・平方与平
- ○26. 岡山の絵画・脇田秀太郎・巌津政右衛門

- 75. 岡山の食習俗・鶴藤鹿忠
- ○74. 岡山の奇人変人・蓬郷 巌
- ○73. 岡山の民間信仰・三浦秀宥
- 72. 美作の歌舞伎芝居・二宮朔山
- 71. 岡山の笑い話・稲田浩二・和子
- 70. 岡山の道しるべ・巌津政右衛門
- 69. 岡山の県政史・蓬郷 巌
- 68. 岡山の温泉・石井 猛・圓堂 稔
- ○67. 旭川・宗田克巳
- 66. 岡山の絵馬と扁額・脇田秀太郎
- 65. 岡山の港・巌津政右衛門
- 64. 吉井川・宗田克巳
- 63. 岡山のおもちゃ・吉永義光
- 62. 吉備高原・宗田克巳
- 61. 岡山の電信電話・萩野 秀
- ○60. 岡山の干拓・吉岡三平・進 昌三
- ○59. 高梁川・宗田克巳
- 58. 岡山事物起源・吉岡三平
- 57. 岡山の歴史・柴田 一
- ○56. 岡山の方言・十河直樹
- 55. 岡山の石造美術・巌津政右衛門
- ○54. 岡山の古戦場・多和和彦
- 53. 岡山の貨幣・原 三正
- 52. 吉備津神社・藤井 駿・坂本一夫
- ○51. 岡山の宗教・長光徳和

- ○100. 岡山の樹木・西原礼之助・古屋野 寛
- ○99. 岡山の民俗・土井卓治・佐藤米司・鶴藤鹿忠
- 98. 岡山の衣服・福尾美夜
- 97. 岡山の童うたと遊び・立石憲利
- 96. 岡山の匠・浅原 健
- 95. 岡山の庭・山本利幸・前田勝也
- 94. 岡山の経済散歩・吉永義光
- 93. 岡山のふるさと村・巌津政右衛門
- ○92. 岡山の鉱物・沼野忠之
- 91. 岡山の郵便・萩野 秀
- 90. 岡山の天文気象・石田五郎・佐橋 謙
- 89. 岡山の漁業・西川 太
- 88. 岡山の自然公園・山陽カメラクラブ
- ○87. 岡山の怪談・佐藤米司
- 86. 吉備の石ぶみ・井上雄風
- 85. 岡山の山と峠・宗田克巳
- ○84. 岡山の島・巌津政右衛門
- 83. 中国山地・三浦秀宥・竹内平吉郎
- 82. 岡山の神社仏閣・市川俊介
- 81. 岡山浮世噺・岡 長平
- ○80. 岡山の書・佐藤英夫
- 79. 岡山の海藻・大森長朗
- ○78. 岡山の風俗・蓬郷 巌
- 77. 山陽路の地理散歩・宗田克巳
- 76. 岡山の明治洋風建築・中力 昭

著者略歴

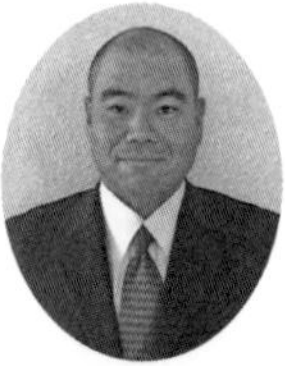

木下　浩

昭和 42 年　岡山県生まれ
平成 2 年　東京学芸大学卒業　岡山県教員として勤務
平成 10 年　岡山県立博物館学芸員として勤務
令和 2 年　長島愛生園歴史館学芸員として勤務
令和 5 年　岡山県立博物館学芸員として復帰
現在　　岡山大学医学部医学資料室室長補佐、中島醫家資料館代表理事
著書　『天然痘との闘いⅡ西日本の種痘』（共同執筆）
　　　『中央町誌通史編』（共同執筆）
主要論文　「中島友玄と岡山県邑久郡における江戸末期～明治初期の種痘」（『医譚』復刊第 91 号 2010 年），「岡山の種痘ー岡山における幕末～明治の感染症対策ー」（『岡山の自然と文化第 42 号』2023 年）

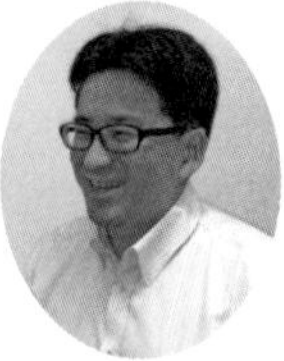

松村　紀明

昭和 45 年　秋田県生まれ
平成 14 年　東京大学大学院総合文化研究科博士課程満期修了
平成 15 年　東京大学大学院総合文化研究科 UTCP 特任研究員
平成 20 年　帝京平成大学ヒューマンケア学部看護学科助教
令和 3 年　博士（医学）取得
令和 4 年　第 28 回「富士川游学術奨励賞」受賞
現在　帝京平成大学ヒューマンケア学部看護学科准教授、中島醫家資料館理事、日本医史学会常任理事　など
著書　『天然痘との闘いⅡ　西日本の種痘』（共著），『天然痘との闘いⅣ　東日本の種痘』（共著）　など
主要論文　「明治種痘の研究～補完する種痘積善社と対立する種痘勧善社～」（『日本医史学雑誌』第 67 巻第 1 号 2021 年）

岡山文庫 331　岡山の種痘 ～近世・近代の感染症との闘い～

令和 5 年（2023）年 10 月 29 日　初版発行

著　者　木下　浩　松村　紀明
発行者　荒　木　裕　子
印刷所　株式会社三門印刷所

発行所　岡山市北区伊島町一丁目 4−23　**日本文教出版株式会社**
電話岡山（086）252-3175（代）
振替 01210−5−4180（〒 700-0016）
http://www.n-bun.com/

ISBN978-4-8212-5331-9